Zukunft-Huber

Baby-Gymnastik:
So machen Sie es richtig

Die Autorin:

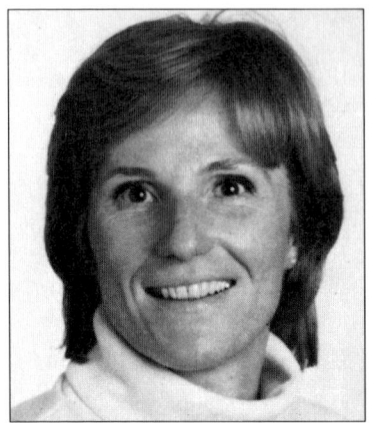

Barbara Zukunft-Huber wurde an Kliniken in Innsbruck, München und Berlin zur Krankengymnastin ausgebildet. Sie ist mit den herausragenden Methoden der frühkindlichen Bewegungstherapie (u. a. Bobath, Vojta, Castillo-Morales) vertraut und arbeitet heute als selbständige Krankengymnastin in Biberach/Riß.

Barbara Zukunft-Huber

Baby-Gymnastik: So machen Sie es richtig

- Wie Sie die gesunde Entwicklung fördern und Fehlhaltungen vermeiden

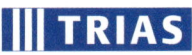

Leserservice:

Wenn Sie Fragen oder Anregungen
zu diesem Buch haben, schreiben Sie uns:
TRIAS Verlag
Postfach 301107
70451 Stuttgart
oder schicken Sie uns eine E-Mail:
trias.lektorat@thieme.de

Lektorat:
Sibylle Duelli

Umschlaggestaltung:
Cyclus · Visuelle Kommunikation, Stuttgart

Bildnachweis:
Umschlag: Penaten
Alle Fotos im Innenteil: Heidi Velten, Isny

Die Deutsche Bibliothek –
CIP-Einheitsaufnahme
Ein Titeldatensatz für diese Publikation ist
bei der Deutschen Bibliothek erhältlich.

Dieses Buch wurde in der neuen deutschen
Rechtschreibung verfasst.

Gedruckt auf chlorfrei gebleichtem Papier

© 1982, 2000 Georg Thieme Verlag
Rüdigerstraße 14, 70469 Stuttgart
Printed in Germany
Satz: Fotosatz H. Buck, Kumhausen
Druck: Westermann Druck, Zwickau

ISBN 3-89373-573-9   1 2 3 4 5 6

Zu diesem Buch

Während meiner beruflichen Tätigkeit als Krankengymnastin (seit 1970) gewann ich den Eindruck, dass nicht wenige Säuglinge, die mir zur Behandlung vorgestellt wurden, keine spezielle Krankengymnastik benötigten, sondern eher Übungen zur Unterstützung ihrer gesunden Bewegungsentwicklung.

Auf der Suche nach einer Baby-Gymnastik für diese Kinder musste ich feststellen, dass die verbreiteten Methoden nicht übereinstimmten mit dem, was ich über die Bewegungsentwicklung von Säuglingen, vor allem in dem Konzept von *Bobath* und in der Methode von *Vojta*, in einer speziellen Weiterbildung erfahren hatte. Es entstand sogar der Eindruck, dass manche Übungen der Baby-Gymnastik eher einen negativen Effekt auf die Bewegungsentwicklung ausüben könnten.

Dies war der Anstoß, für gesunde Säuglinge gymnastische Spiele zu entwickeln, die mit den Erkenntnissen der modernen Säuglingsneurologie und Bewegungsentwicklung in vollem Einklang standen.

Ich gab den Müttern (auch Vätern) hierzu Anregungen.

Daraus entstand dieses Buch, das unter dem Titel »Moderne Baby-Gymnastik« weite Verbreitung fand und von Ärzten und Eltern positiv aufgenommen wurde. Nun liegt dieses Buch in einer neuen Auflage vor. Es wurde geringfügig überarbeitet, mit aktuellen Fotos ausgestattet und erhielt einen der Trias-Reihe angepassten Titel. Als »Babygymnastik, so machen Sie es richtig« fügt es sich in das Verlagskonzept des Thieme-Verlages ein und soll weiterhin Eltern ansprechen, die die körperliche Entwicklung ihres Kindes unterstützen möchten. Hierbei habe ich nur den gesunden, möglicherweise in seiner Entwicklung leicht verzögerten Säugling vor Augen. Die Spiele und Übungen fördern die normale Bewegungsentwicklung der Babys und bringen Eltern und ihren Kindern dabei viel Freude.

Starke Wirbelsäulenverkrümmungen, Hüftdysplasien, Armlähmungen, zentrale Bewegungsstörungen im Sinne der Spastik oder Hypotonie, Säuglingsquerschnittslähmungen oder Gelenksteifheit (Arthrogryposis) können mit diesen Übungen nicht behandelt werden; sie bedürfen einer

speziellen Bahnungstherapie. Allerdings können Krankengymnasten*
diesen Übungen Richtlinien für die neurophysiologische Säuglingsbe-
handlung entnehmen.

Allen, denen Säuglinge anvertraut sind, kann dieses Buch Anregungen
geben, die normale Bewegungsentwicklung der Kinder erfolgreich zu fördern und zu beeinflussen.

Barbara Zukunft-Huber

Dank

Für das Entstehen dieses Buches habe ich herzlich zu danken.

Zunächst gilt mein Dank den Müttern und ihren Säuglingen, die mich
auf die Idee gebracht haben, dieses Buch zu schreiben, und die mir zeig-
ten, wie manche Übungen und Spiele noch verbessert werden sollten.
Dann danke ich meiner Lehrerin, Frau Primaria Dr. *Margit Hochleitner,* bei
der ich grundlegende Erkenntnisse über die Entwicklungsneurologie von
Säuglingen während eines halbjährigen Praktikums und später bei einem Bobath-Kurs in Innsbruck erfahren habe. Mein Dank gilt besonders
Prof. Dr. *Vojta,* bei dem ich die neurologischen Grundlagen der Bewegungsentwicklung so klar lernte, dass daraus vielfältige Anregungen für
dieses Buch entstanden sind. Er gab mir insbesondere Hinweise für die
»Alarmzeichen«.

Für diese Neuerscheinung danke ich allen Müttern mit ihren Kindern,
die bei den Aufnahmen geduldig mitgewirkt haben.

Barbara Zukunft-Huber

---

* Es wird zwischen der männlichen und weiblichen Form abgewechselt, um beiden gerecht zu werden.

Geleitwort zur 1. Auflage 1982

Unter Baby-Gymnastik wird heute nicht selten eine Behandlung kranker oder bedrohter Säuglinge verstanden. Frau *Zukunft-Huber* sagt aber ganz klar: Baby-Gymnastik ist Gymnastik mit gesunden Säuglingen. Kranke oder bedrohte Säuglinge benötigen eine spezielle Gymnastik. Wer in der Baby-Gymnastik eine motorische Rehabilitation sieht, könnte enttäuscht fragen: Warum gerade diese Baby-Gymnastik?

Aus den anschaulichen Bildern dieses Buches über eine moderne Baby-Gymnastik atmet nicht nur die Liebe zum Kind, sondern kommt auch die Antwort:

Ich will mein Kind erleben, und mein Kind wird auch mich erleben. Ich gebe meinem Kind die Möglichkeit, in einer normalen Entwicklung und den sich entwickelnden normalen Haltungsmustern und der entsprechenden Muskelentwicklung sich selbst zu erleben.

Dieses Buch vermittelt den Müttern: Ich will in unserer motorisch sterilen Gesellschaft meinem Kind motorische Erfahrung aus dem Status nascendi, aus der sehr wichtigen Zeit der menschlichen Motorik bis zum Erreichen der senkrechten menschlichen Körperhaltung, einige Haltungsmuster einprägen. Der Mensch in unserer autogerechten, nicht jedoch der menschengerechten Umgebung wird sonst vielleicht nie im Leben diese Muster zur eigenen Mobilisierung erleben.

Fast nebenbei hat die Autorin Stellung zu einer sehr wichtigen Frage genommen: die Anwendbarkeit der so genannten Babygeräte. Aus tagtäglicher Erfahrung wissen wir, was für eine Plage es ist, eine Mutter vor diesen Instrumenten zu schützen. Sie werden zum Teil sogar für Therapiezwecke verwendet.

Frau *Zukunft-Huber* hat dieses Thema aus der Sicht der normalen Entwicklung des Säuglings dargestellt. Dies kann eine große Reaktion hervorrufen.

Beim Erleben des eigenen Kindes werden den Eltern direkte Beobachtungen über mögliche Klippen der motorischen Entwicklung vermittelt, wann z. B. die Entwicklung auf einen eventuell pathologischen Weg abrutschen könnte. Hier keine Zeit zu versäumen und direkt eine fachkundige Auskunft zu suchen, ist ein weiterer Vorteil dieser wirklich »modernen« Baby-Gymnastik.

Mit dem Buch von Frau *Zukunft-Huber* sind die Mütter sehr gut beraten.

Prof. Dr. Vaclav Vojta
Leiter der Physiotherapeutischen
Abteilung im Kinderzentrum München

Einführung zur 1. Auflage 1982

Die Gymnastik mit Säuglingen hat in den vergangenen Jahren als Krankengymnastik für kranke Säuglinge eine unerwartete Bedeutung in der Kinderheilkunde erfahren. Gelingt es doch durch spezielle krankengymnastische Methoden (z. B. *Bobath* oder *Vojta*), Säuglinge, die z. B. von einer spastischen Lähmung bedroht sind, vor einem lebenslangen Krüppeldasein als spastisch Gelähmte zu bewahren. Die Frühdiagnostik und Frühtherapie motorisch bedrohter Kinder gehört deshalb heute zu den Schwerpunkten der Entwicklungsrehabilitation im Kindesalter.

Während für die Behandlung kranker Säuglinge neue krankengymnastische Methoden entwickelt wurden, befindet sich die Gymnastik gesunder Säuglinge heute noch weitgehend auf dem Stand, wie er vor mehr als einem halben Jahrhundert von *Neumann-Neurode* in Berlin ausgearbeitet wurde. Diese klassische Methode der Baby-Gymnastik in unserem Lande basiert aber nicht auf speziellen Erfahrungen der Kinderheilkunde, auch nicht der neuromotorischen Entwicklung des Säuglings, sondern erhielt ihre Anregungen in Erlebnissen, die Offizier *Neumann-Neurode* während eines Kommandos in Berlin bekam.

Er bemerkte bei seinen Schülern, dass durch regelmäßige Leibesübungen günstige Veränderungen an Brustkorb und Haltung zu sehen waren, und dies veranlasste ihn, durch »eine aktive Bewegungsbehandlung im frühen Kindesalter und während der frühen Wachstumsphase Fehlhaltung zu beeinflussen«.

Er wollte »bei der Baby-Gymnastik Reflexe ausnutzen und ungewohnte Stellungen einnehmen, aus denen sich das Kind aktiv befreien soll«.

Mit dem vorliegenden Buch wird nun von meiner Tochter Barbara eine völlig neue Baby-Gymnastik für gesunde Säuglinge vorgestellt, die nicht nur auf einer jahrelangen Erfahrung in der Behandlung kranker Säuglinge beruht, sondern die systematisch die Erkenntnisse der natürlichen Bewegungsentwicklung im 1. Lebensjahr auf die Baby-Gymnastik überträgt.

Die in Wort und Bild vorgestellten Spiele und Übungen haben die Aufgabe, den Stütz- und Bewegungsapparat des Säuglings zu kräftigen. Sie können gleichzeitig auch dazu beitragen, die soziale Interaktion zwischen

Mutter und Kind zu vertiefen und bieten damit eine vorzügliche Gelegenheit, die frühkindliche Sozialentwicklung positiv zu beeinflussen.

Damit verfolgt diese moderne Baby-Gymnastik Ziele, von denen die moderne Kinderheilkunde, insbesondere die Sozialpädiatrie, träumt: die Entwicklung des Säuglings zu verbessern und die sozialen Beziehungen zwischen Eltern und Kind zu vertiefen.

Prof. Dr. Theodor Hellbrügge

Altersentsprechende motorische Grundhaltungen in der Pflege des Säuglings

- Grundhaltung beim Tragen
- Grundhaltung beim Füttern
- Grundhaltung beim Wickeln
- Grundhaltung beim Hinlegen
- Grundvoraussetzung zum Sitzen

In den ersten 12 Monaten, bis Ihr Kind frei stehen kann, ist es ganz besonders auf Ihre tägliche Pflege mit allen dazugehörenden Änderungen seiner Körperlagen wie das Tragen, Füttern, Wickeln, Hinlegen usw. angewiesen.

Vor allem im 1. Lebensjahr sollen Sie sich nach den alters- und entwicklungsmäßigen Grundbedürfnissen Ihres Kindes richten. In diesem Alter nehmen Sie einen erheblichen Einfluss auf die spätere Entwicklung, besonders auch im motorischen Bereich. Dabei ist zu beachten, dass zwischen körperlicher und geistiger Entwicklung enge Wechselwirkungen bestehen, so dass Sie über körperliche Anregungen auch Einfluss auf die geistige Entwicklung Ihres Kindes nehmen.

Die folgenden Beispiele sind für Ihr Kind deshalb nicht nur »Turnübungen«, sondern gemeinsame Erlebnisse, welche die Entwicklung beeinflussen können.

Tragen

Die natürlichste Art, sein Kind fortzubewegen, ist das Tragen. Die Frage, wieweit und welche Art des Tragens dem Kind am besten bekommt, lässt sich zweckmäßig beantworten, wenn wir seine Fortbewegungsentwicklung betrachten. Dabei dürfen wir beachten, dass durch das Tragen auch ein Einfluss auf die Körperhaltung genommen werden kann.

Folgende Möglichkeiten, ein Kind richtig zu tragen, kann ich Ihnen aufgrund meiner beruflichen Erfahrung als Krankengymnastin empfehlen:

- »Schmusetragen« Neugeborenes bis 3. Monat,
- »Bauchtragen« Neugeborenes bis 7. Monat,
- »Bauchlage auf dem Schoß« Neugeborenes bis 7. Monat,
- »seitliches Armtragen« 3.–6. Monat,
- »Vor-dem-Körper-Tragen« ab dem 6. Monat,
- »Vor-dem-Bauch-Tragen« ab dem 7. Monat,
- »Hüft-Tragen« ab dem 10. Monat,
- »Rücklingstragen« ab dem 10. Monat.

Das »Schmusetragen«

Die ideale Art des Tragens von der Geburt bis zum 3. Monat (Abb. 1):

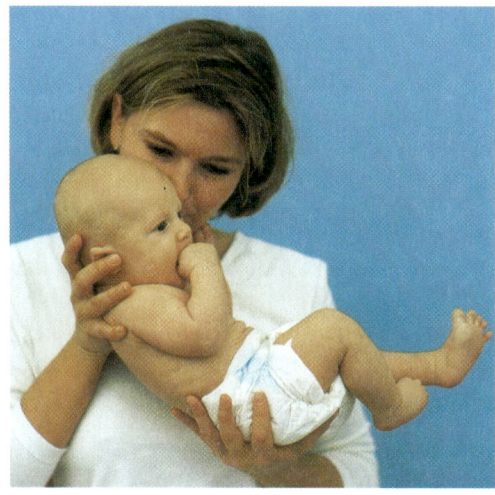

Abb. 1: Das »Schmusetragen«. Hier werden Nacken und Po unterstützt.

● So machen Sie es:

Nehmen Sie Ihr Kind so hoch, dass es auf Ihren Händen liegt. Eine Hand hält den Nacken und den Hinterkopf des Kindes. Es lernt seinen Kopf in der Körpermitte nach vorne zu halten, weil der Nacken gestreckt ist. Die andere Hand hält das Kind unter dem Po. Der Rumpf kommt dadurch in eine leichte Beugehaltung. Die Arme und Beine sind frei beweglich und können miteinander spielen. Versuchen Sie, Ihr Kind abwechselnd rechts und links zu tragen, um Einseitigkeit zu vermeiden.

In dieser Haltung haben Sie die Möglichkeit, Ihr Kind ganz dicht vor Ihr Gesicht zu halten, um es zu liebkosen. Wenn Sie Ihrem Kind ganz leise in das Ohr flüstern, werden Sie merken, wie es innehält, um zu »lauschen«.

Ab dem 3. Monat sind die meisten Kinder zu schwer geworden, um so getragen zu werden. Nehmen Sie das Kind jetzt ganz in den Arm, am besten in die seitliche Armbeuge.

Das »Bauchtragen«

Diese Trageweise kann schon bei Neugeborenen angewendet werden und eignet sich bis zum 7. Monat.

Wegen des Plötzlichen Säuglingstods haben Eltern in letzter Zeit Angst, das Kind auf den Bauch zu legen. Es wurde übersehen, dass die Bauchlage nur im Schlafen bei einigen Kindern gefährlich sein kann. Diese Angst können Sie abbauen, wenn Sie beim Bauchtragen merken, wie gut Ihr Kind schon seinen Kopf heben kann.

Mit dem Bauchtragen lernt das Kind, den Kopf leichter zu heben, kräftigt seinen Rücken und trainiert das Vorstrecken der Arme.

Die Arme des Kindes werden durch Ihre Ellenbeuge und angewinkelten Unterarm nach vorne gebracht. Der Bauch des Kindes ruht mit seiner Körperlast auf Ihrer anderen Hand. Beide Beine bewegen sich frei.

Achten Sie darauf, dass die Ellbogen des Kindes vor den Schultern sind und die Hände sich vorne berühren. Das Bauchtragen erleichtert dem Säugling die Bauchlage auf dem Boden und kräftigt die Rückenmuskulatur.

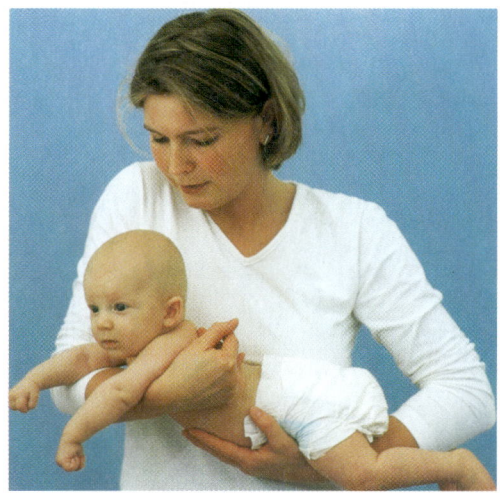

Abb. 2: Das »Bauchtragen« erleichtert dem Säugling die Bauchlage auf dem Boden und kräftigt die Rückenmuskulatur.

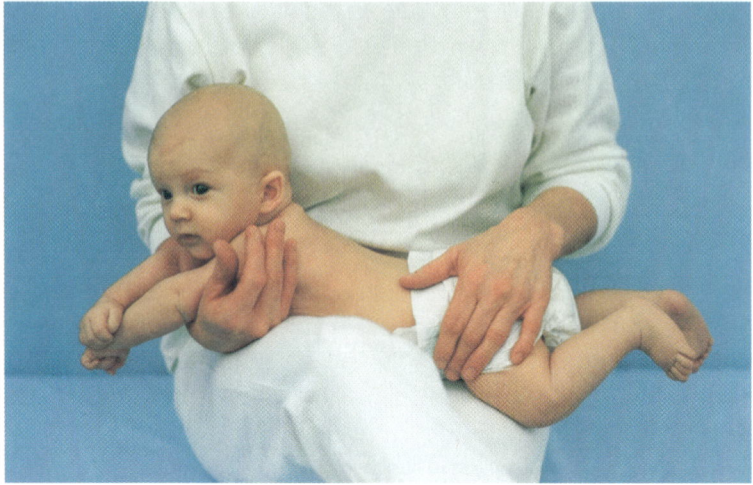

Abb. 3: Die Haltung des »Bauchtragens« können Sie auf dem Schoß übernehmen.

Die Bauchlage auf dem Schoß

Diese Haltung des »Bauchtragens« können Sie auf dem Schoß übernehmen. Sie helfen Ihrem Baby spielerisch, die anstrengende Bauchlage
leichter zu meistern. Ihr Kind liegt bäuchlings auf Ihren Oberschenkeln.
Durch Ihren Ober- und gebeugten Unterarm halten Sie die Arme des Kindes nach vorne. Der Bauch und das Becken ruhen auf Ihren Oberschenkeln. Die Arme des Kindes sollen dabei höher liegen als das Becken des
Kindes. Dies erreichen Sie durch die unterschiedliche Höhe Ihrer Beine.
Ein Bein ist angewinkelt, das andere leicht nach vorne gestreckt.

Das »seitliche Armtragen«

Das »seitliche Armtragen« eignet sich besonders ab dem 3. Monat bis zum
6. Monat (Abb. 4).

Das »seitliche Armtragen« ist natürlich auch schon bei Neugeborenen
möglich. Ihr Kind ist so in Ihrem Arm gekuschelt, dass sein Kopf durch
Ihre Schulter und den Oberarm gestützt und nach vorne gehalten wird.
Ohne dass Sie es beobachten, üben Sie gleichzeitig die Nackenstreckung.

Die Arme werden durch Ihren Unterarm nach vorne gebracht, mit Ihrer
Hand halten Sie die beiden Fußsohlen des Kindes aneinander.

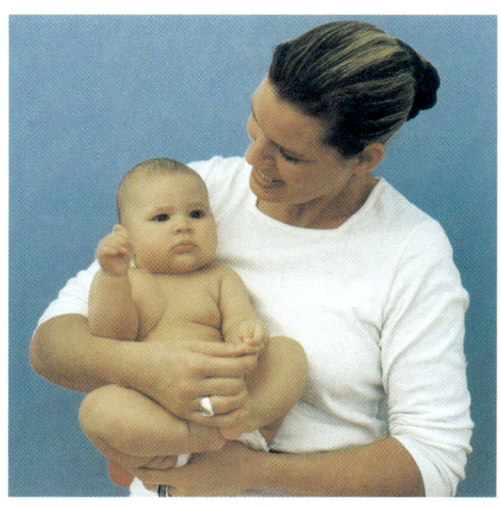

Abb. 4: Das »seitliche Armtragen«. In dieser »Kuschelecke« kommen Kopf und Arme nach vorne, die Beine sind gebeugt und abgespreizt.

In dieser »Kuschelecke« fühlt sich Ihr Kind bei Ihnen geborgen, und gleichzeitig kann es Hände und Füße betrachten und mit ihnen spielen. Die Beine sind dabei in der altersentsprechenden Beugung von Hüfte und Knie mit der Auseinanderdrehung und Abspreizung. Vergessen Sie auch hier nicht, das Kind abwechselnd rechts und links zu tragen, um einer Einseitigkeit vorzubeugen.

Tipp für Eltern

»Seitliches Armtragen« dient dem Kuschelbedürfnis des Kindes und fördert seine Hüftbeweglichkeit sowie das Vorkommen von Kopf und Armen.

Auch wenn Sie Ihr Kind auf den Schoß nehmen, kann es so gehalten werden (Abb. 5).

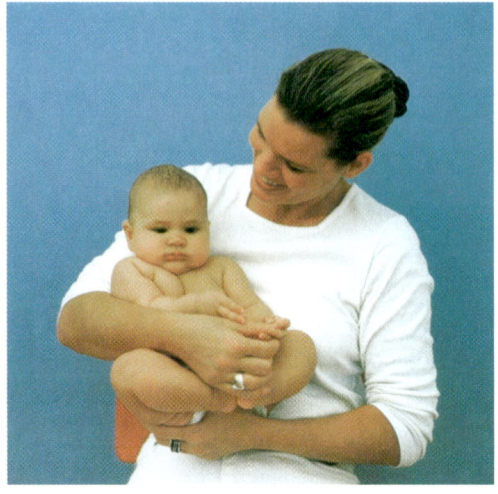

Abb. 5: Die »Kuschelecke« auf dem Schoß.

Das »Vor-dem-Körper-Tragen«

Diese Art des Tragens ist für das Alter ab dem 6. Monat geeignet (Abb. 6 u. 7).

Im 6.–7. Monat haben die Kinder in Rückenlage meist ihre Füße entdeckt. Sie haben die Füße fast ständig in der Luft, spielen mit ihnen und nehmen sie in den Mund. Diese Körperhaltung können Sie Ihrem Kind auch beim Tragen ermöglichen.

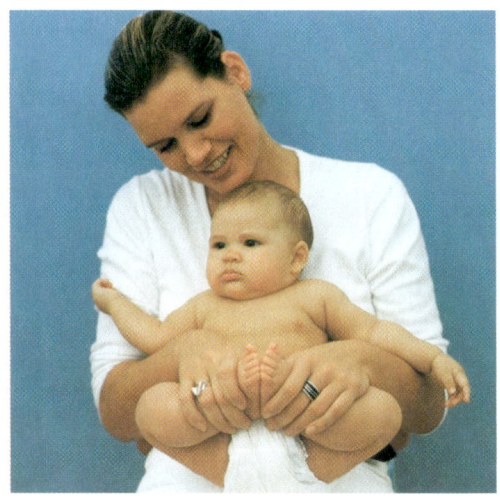

Abb. 6: Das »Vor-dem-Körper-Tragen«. Hier halten Sie das Kind so in der Senkrechten, wie es im 6. Monat auf dem Rücken liegt. Sein Rücken wird durch Ihren Oberkörper unterstützt.

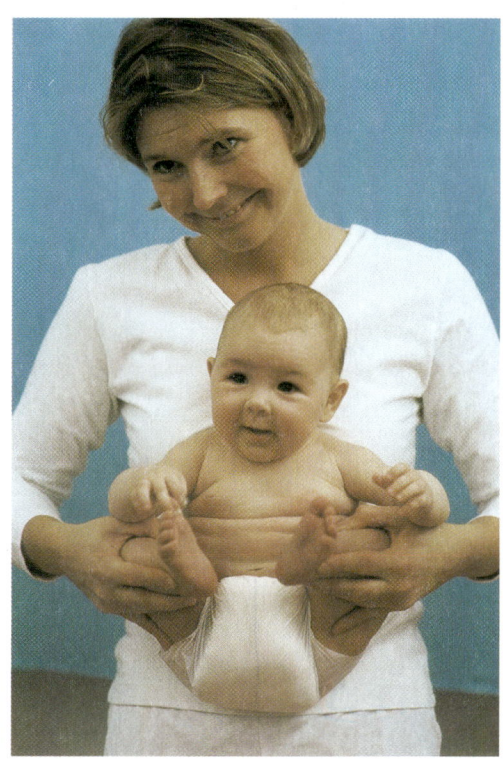

Abb. 7: Das »Vor-dem-Körper-Tragen« mit weit abgespreizten Beinen.

● So machen Sie es:

Sie tragen das Kind vor Ihrem Oberkörper und lehnen dabei seinen Rücken an Ihre Brust. Der Rumpf des Kindes wird von Ihrem Oberkörper unterstützt, dadurch kann es Kopf und Arme frei bewegen. Sein Gewicht wird von Ihren Händen und Ihrem Körper gehalten. Nun werden die Beine des Kindes in Hüfte und Knie gebeugt, die Oberschenkel auseinandergedreht und abgespreizt, so dass sich die Fußsohlen gegenseitig berühren. Ihre Daumen liegen auf den Unterschenkeln und halten die Beine gespreizt. Mit Ihren Zeige-, Mittel- und Ringfingern halten Sie die Außenkanten und Fersen der Füße zusammen. Po und Oberschenkel werden von Ihren kleinen Fingern und Ihrem Bauch unterstützt.

Tipp für Eltern

Mit diesem Tragen üben Sie altersentsprechende Beinhaltung eines 6 Monate alten Kindes. Das Kind sieht seine Füße und spielt mit ihnen. Der Rumpf hat den noch notwendigen Halt.

Einige Kinder mögen die weite Abspreizung recht gern. Sie können dann Ihr Kind auf die gleiche Weise wie oben tragen. Spreizen Sie seine Beine so weit auseinander, dass sich die Fußsohlen nicht mehr berühren. Mit Zeige- und Mittelfingern verstärken Sie den Druck auf die Fersen und Außenkanten der Füße. Die Fußsohlen drehen sich dadurch dem Kinde zu.

Tipp für Eltern

Sie üben durch die Abspreizung die altersentsprechende Beinhaltung und durch die weitere Abspreizung die größere Beweglichkeit der Hüften (Abb. 6 und Abb. 7).

Das »Vor-dem-Bauch-Tragen«

Dies ist eine gute Trageübung (Abb. 8) ab dem 7. Monat. Mit 7 Monaten fangen einige Kinder schon an zu robben. Ihr Kind bewegt sich dabei robbend auf dem Bauch, wie im »Eidechsengang«. Eine Körperseite wird gestreckt, während gleichzeitig die andere Seite gebeugt wird. Arm und Bein der gestreckten Körperseite zeigen nach vorn bzw. hinten; an der gebeugten Seite nähern sich Ellbogen und Knie. Es befindet sich jeweils eine Körperseite abwechselnd in Beugung oder Streckung.

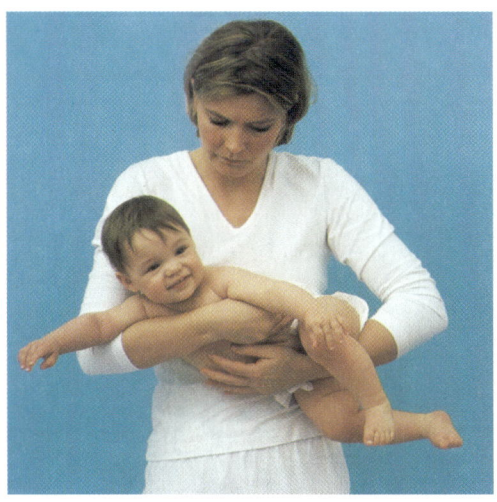

Abb. 8: Das »Vor-dem-Bauch-Tragen«. Hier wird die natürliche Robbhaltung des 7. Monats nachgeahmt. Die obere Seite wird gebeugt, die untere gestreckt.

Wenn Sie Ihr Kind in seitlicher Bauchlage vor Ihrem Körper tragen, können Sie diese »Robbhaltung« nachahmen.

● So machen Sie es:
Wie auf Abb. 8 wird der untere Arm Ihres Kindes durch Ihre Ellenbeuge nach oben und vorne gehalten, Ihr Unterarm umfasst die Brust des Kindes, und Ihre Hand hält den Rumpf in der seitlichen Beuge, wobei Ihre Hand gleichzeitig den oben liegenden Arm des Kindes nach vorne hält.

Der Bauch und damit das Hauptgewicht des Kindes liegt auf Ihrer anderen Hand, wobei das oben liegende Bein des Kindes durch Ihren Daumen in der Kniekehle angewinkelt wird. Das unten liegende Bein wird von dem Kind gestreckt. Den Kopf hält es selbst. Bei dieser Trageweise ist die oben liegende Körperseite gebeugt, während die unten liegende Körperseite gestreckt ist. Sie sollten das Kind abwechselnd auf der rechten und linken Seite tragen.

»Vor-dem-Bauch-Tragen« ab dem 7. Monat hilft Ihrem Säugling, seine altersentsprechende Fortbewegung zu aktivieren.

Das »Hüfttragen«

Das »Hüfttragen« ist die altersentsprechende Tragehaltung ab dem 10. Monat (Abb. 9).

Wenn sich das Kind selbst hinsetzen kann, ungefähr mit 10 Monaten (s. Sitzen, S. 37), können Sie es unbedenklich seitlich sitzend auf der Hüfte tragen. Dabei stützen Sie Ihr Kind gleichzeitig mit Ihrer Schulter, Ihrem Körper und Ihrem Arm.

● So wird es gemacht:
Der Rumpf des Kindes wird nach vorne gedreht, so dass ein Arm auf Ihrer Brust liegt, während das Kind den anderen Arm frei nach vorne bewegen kann. Ihr Unterarm stützt zusätzlich den Rücken des Kindes, und Ihre Hand kann sein vorderes Knie leicht gebeugt halten. Mit dem anderen

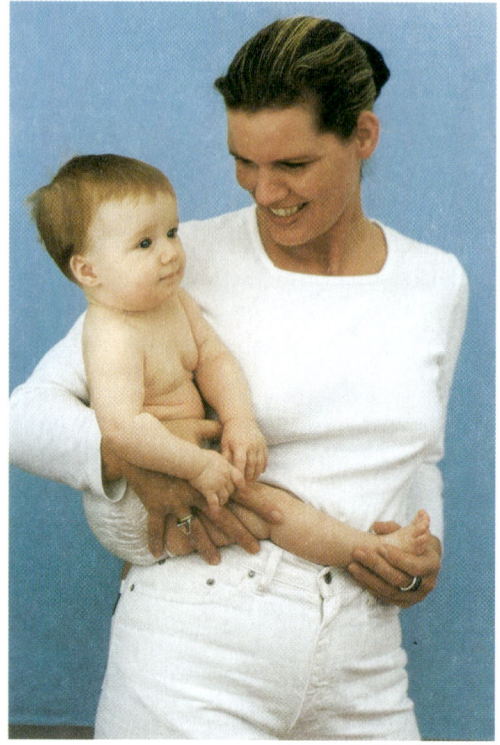

Abb. 9: Das »Hüfttragen« ist eine gute Wirbelsäulenübung ab
dem 10. Monat.

Bein umklammert das Kind automatisch Ihren Rücken. Durch Ihren Körper werden die Beine des Kindes weit auseinander gehalten.

Sie selbst haben bei dieser Art des Tragens eine Hand frei. Achten Sie
auch hier darauf, dass Sie das Kind abwechselnd auf der rechten und auf
den linken Hüfte tragen.

Tipp für Eltern

Auch wenn Ihr Kind schon sitzen kann, bedeutet dieses Tragen eine gute
Übung für den Rücken des Kindes, da die Wirbelsäule dabei eine Drehung erfährt, die sie noch beweglicher macht.

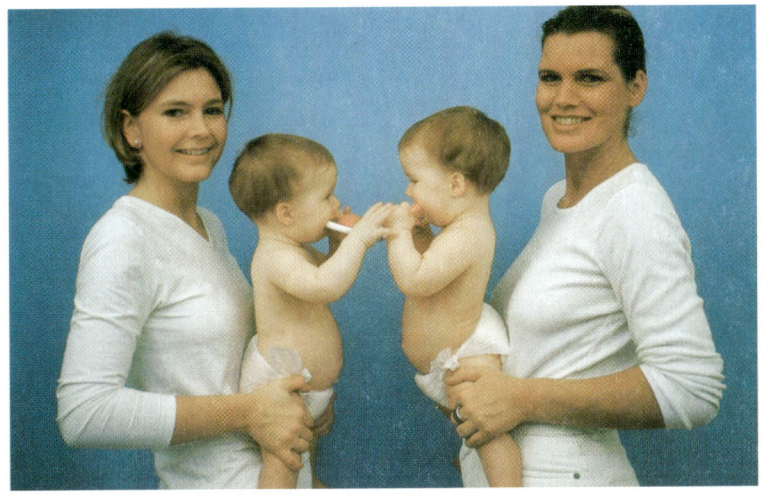

Abb. 10: Das »Rücklingstragen«. Ab dem 10. Monat ist dies eine gute Standvorübung.

Das »Rücklingstragen«

Bei dieser Art des Tragens sieht der Rücken des Kindes zu Ihnen. Ab dem 10. Monat ist dies eine Standvorübung. Damit kräftigt Ihr Kind seine Rücken- und Beinmuskulatur für das Stehen, ohne vorzeitig auf die Füße gestellt zu werden. Es trainiert die Streckhaltung des Körpers für den Stand.

Heben Sie Ihr Kind mit dem Rücken zu sich hoch. Umfassen Sie mit Ihren Händen die Oberschenkel des Kindes über den Knien. Drehen Sie nun die abgespreizten und gestreckten Beine nach außen, so dass die Füße des Kindes nach außen zeigen. Kopf und Rücken sind frei in der Luft. Po und Beine des Kindes werden durch Ihren Körper abgestützt.

Ihr Kind streckt seine Wirbelsäule, seine Hüften und Beine. Die Wirbelsäulenstreckung erkennen Sie an der Rinne im Rücken, die sich vom Nacken bis zur senkrechten Pofalte durchzieht.

Mit den drei unterschiedlichen Trageweisen »Vor-dem-Bauch-Tragen«, dem »Hüfttragen« oder dem »Rücklingstragen« ahmen Sie die Robbhaltung, das Sitzen und das Stehen nach. Bei jeder dieser Tragehaltungen werden diese Bewegungsabläufe ohne Körperlast trainiert.

Am Ende des ersten Lebensjahres kann das Kind krabbeln, stehen und sitzen, wobei einige Kinder erst krabbeln, sich hinstellen und dann sitzen und andere erst sich hinstellen, sitzen und dann krabbeln. Diese drei Bewegungsarten entwickelt es innerhalb von vier Wochen, wobei die Reihenfolge unterschiedlich ist.

Mit den wechselnden Trageweisen helfen Sie dem Säugling, diese Bewegungsarten zu festigen.

Füttern

Welcher Arm?

Kinder, die mit der Flasche ernährt werden, hält man meist wie beim Stillen auf dem Arm. Je nachdem, ob Sie Links- oder Rechtshänder sind, werden Sie die Flasche mit der rechten oder linken Hand geben. Dabei liegt das Kind in der Regel auf dem Arm, den Sie weniger benutzen. Das wechselseitige Anlegen wie beim Stillen, rechte Brust – rechte Seite, linke Brust – linke Seite, fällt weg.

Wenn Sie Ihr Kind immer nur auf einer Seite füttern, besteht die Gefahr, dass sich seine Bewegungen (Motorik) zu einer Seite hin ausrichten.

Das betrifft zunächst die Kopfhaltung. Der Kopf des Kindes ist während des Trinkens zu Ihnen gewandt, es schaut Sie unentwegt an. Sie geben Ihrem Kind täglich 4- bis 5-mal die Flasche. Füttern Sie es immer auf der gleichen Seite, so hält es den Kopf während einer relativ langen Zeit des Tages einseitig.

Mögliche Haltungsfehler

Diese einseitige Ausrichtung betrifft auch den Oberkörper des Kindes. Halten Sie Ihr Kind beim Füttern auf dem linken Arm, ist der Rumpf des Kindes leicht rechtsgebeugt. Die körpernahe Seite des Säuglings wird gebeugt, seine körperferne Seite wird gestreckt gehalten.

Ob diese über längere Zeit im Laufe des Tages entstehende Haltung zu Haltungsfehlern oder Fehlhaltungen der Wirbelsäule führt, wissen wir nicht genau.

Bei Kindern, die in ihrer Haltung ungleich oder überstreckt sind, besteht die Gefahr, dass sie in ihrer Fehlhaltung noch verstärkt werden.

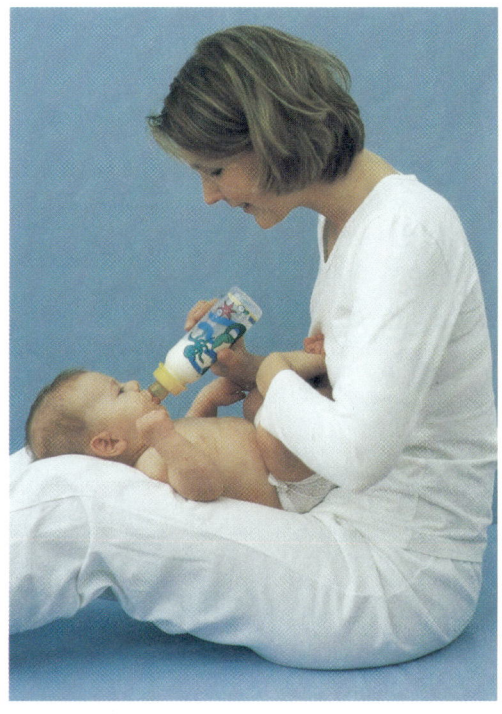

Abb. 11: Lagerung des Säuglings beim »Schoßfüttern«.

»Schoßfüttern«

Diese Tatsache ist im Rahmen einer Spezialbehandlung, der »Bobath-Therapie«, bei Säuglingen und Kindern, beachtet worden. Hierbei wird dann eine spezielle Haltung beim Füttern empfohlen.

Dieses »Schoßfüttern« bietet aber auch für gesunde Kinder Vorteile, zuerst bei der Flaschenfütterung und später beim Füttern mit dem Löffel. Es kann Fehlhaltungen vorbeugen und ist für Eltern eine bequeme Art, Ihr Kind zu halten.

● Setzen Sie sich so hin, dass Sie sich mit dem Rücken anlehnen und die Beine in Hüfte und Knie anwinkeln können. Ihre Sitzfläche und Ihre Fußsohlen sollten möglichst auf einer Ebene sein. Auf dem Fußboden z. B. bereitet dies keine Schwierigkeiten. Es eignet sich auch ein Stuhl mit hoher Lehne. Allerdings benötigen Sie dann einen hohen Fußschemel, damit Sie Ihre Hüfte beugen können (Abb. 11). Ihr Kind liegt auf Ihren Oberschenkeln, so dass der Kopf auf den Knien, der Po auf Ihrem Schoß liegt.

Sollte der Körper Ihres Kindes länger sein als Ihre Oberschenkel, empfiehlt es sich, ein Kissen unterzulegen, damit der Kopf des Kindes nicht
nach hinten fällt.

Während der Mahlzeit schauen Sie und Ihr Kind sich gegenseitig an. Dabei hält das Kind seinen Kopf genau in der Mitte. Der Rumpf wird von
Ihren Oberschenkeln untersützt. In dieser Lage fällt es dem Kind leichter,
die Arme nach vorne zu strecken, um die Flasche mit zu halten (Abb. 12).

Wenn Sie die Fußsohlen noch an die Flasche halten, haben Sie gleichzeitig noch eine Fußübung. Die Beine nehmen dabei die normale, altersentsprechende Haltung ein; Hüft- und Kniegelenke sind gebeugt, die Oberschenkel abgespreizt (Abb. 12).

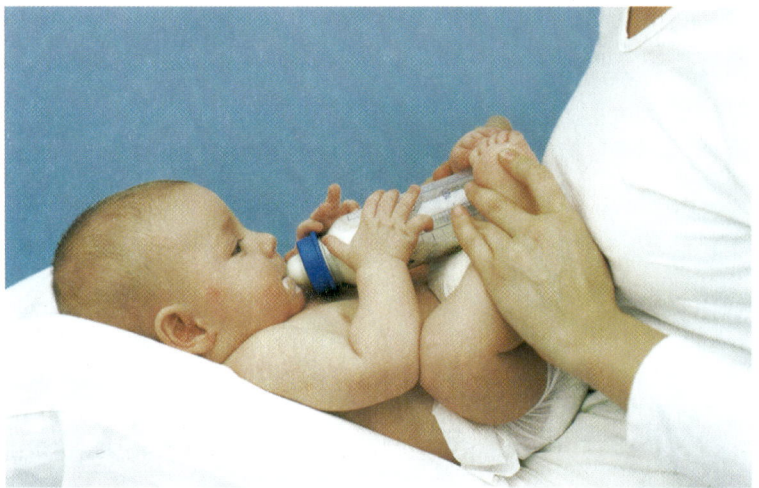

Abb. 12: Das »Schoßfüttern«. Beachten Sie das Greifen der Hände und Füße.

Wickeln

Richtiges Wickeln fördert die Hüftentwicklung

Wickeln bedeutet nicht nur Sauberkeit. Von der richtigen Wickelmethode hängt es auch ab, ob Ihr Kind Freude an der Bewegung haben kann.

In den letzten Jahren beobachten die Ärzte immer mehr, dass Hüftkrankheiten bei Kindern durch »breites Wickeln« im Säuglingsalter verringert werden können. Zur Verhütung von bleibenden Hüftschäden verschreibt der Arzt eine »Spreizhose«. In dieser Spreizhose liegen die Kinder mit weit auseinandergedrehten und abgespreizten Beinen. So können sich Hüftkopf und Gelenkpfanne besser ausbilden. **Wichtig ist also die Abspreizung.**

Die **Abspreizung** der Beine können Sie bei jedem Wickeln unterstützen. Eine Möglichkeit ist hier beschrieben: Wickeln mit der Wickelfolie.

● Vorteile der Folien:
Bei der Folie fällt der Gummizug weg, der evtl. für einige Kinderbeine zu weit oder zu eng sein kann. Die Folie kann nicht herunterrutschen oder die Beine einschnüren, denn sie ist auf beiden Seiten durch Schleifen befestigt. Die Folie passt sich also bei jedem Kind individuell an, ohne dass sie rutscht oder einengt. Da die Folie wie eine Bikinihose sitzt, berührt nur wenig Plastik die Haut des Kindes. Ein weiterer Vorteil der Folie liegt darin, dass die Windel-Einlagen verändert werden können (Abb. 13).

Bei einem zarten Kind können Sie eine bzw. zwei Windeln einlegen, bei einem kräftigen Kind zwei oder drei Windeln. So ist die Abspreizwirkung je nach Größe des Kindes veränderbar.

● So wird es gemacht:
Die Folie wird an beiden Enden über den fertigen Windeln gefaltet (Abb. 13).

Legen Sie Ihr Kind mitten auf die Folie mit den Einlagen, spreizen Sie die Beine auseinander und klappen Sie das freie Ende der Folie über den Bauch des Kindes (Abb. 14).

Binden Sie zuerst auf einer Seite das untere und obere Ende der Folie zusammen (Abb. 15) und dann auf der anderen. Binden Sie aber fest, damit das Windelpaket nicht rutscht (Abb. 16).

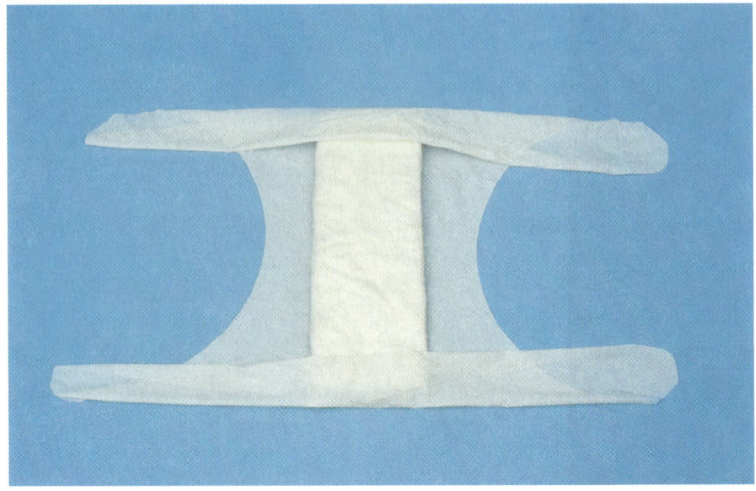

Abb. 13: Die Wickelfolie mit zwei Windeleinlagen. Die Anzahl der Windeleinlagen kann verändert werden.

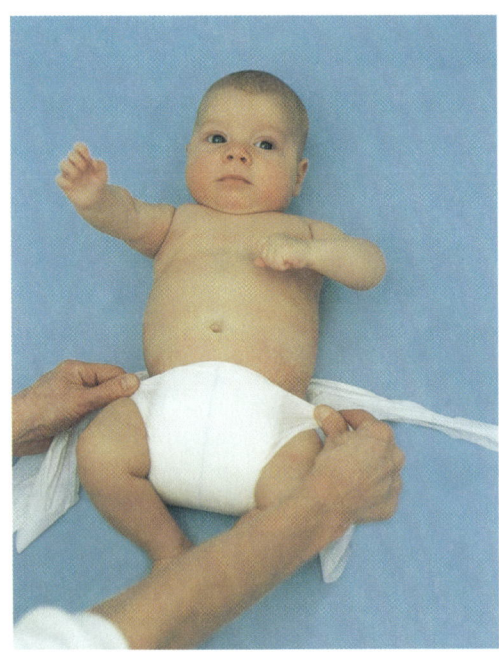

Abb. 14: Das freie Ende der Folie wird hier mit den Windeleinlagen über den Bauch geklappt.

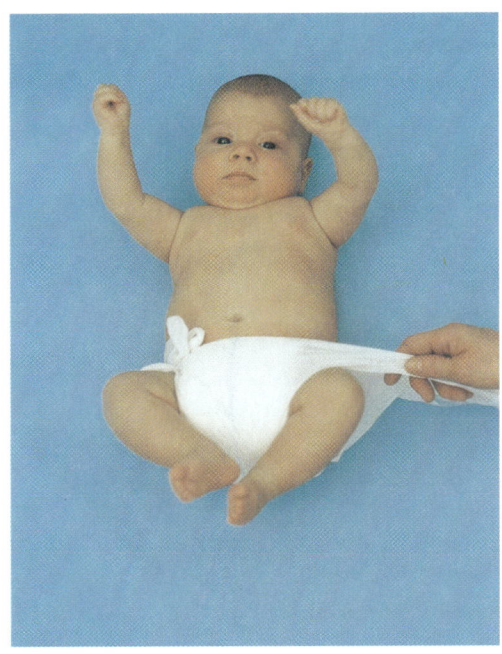

Abb. 15: Das untere und das obere Ende der Folie sind hier zusammengebunden.

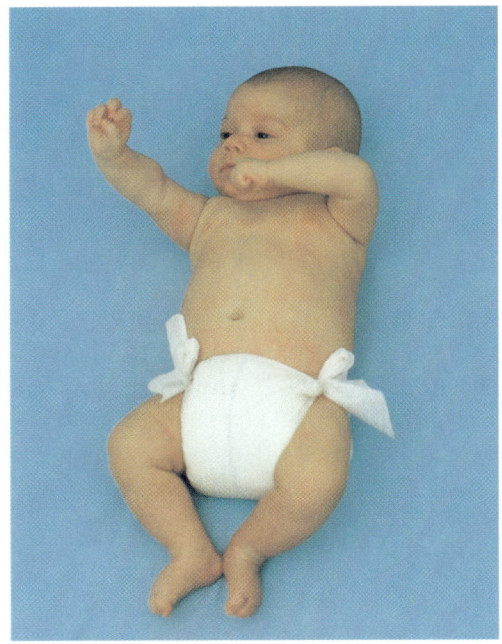

Abb. 16: Hier sind beide Seiten zusammengebunden; das Windelpaket kann nicht rutschen.

Körperlagen

Oft taucht die Frage auf: Wie soll ich mein Kind hinlegen – auf den Rücken, auf den Bauch, auf die Seite? Wann soll das Kind hingesetzt werden? Wie soll es zum Schlafen hingelegt werden?

Die Schlaflage

Mit dem Auftreten des »Plötzlichen Säuglingstod« auf dem Bauch ist große Unsicherheit über die Schlaflage des Säuglings entstanden.

Eltern fragen sich, wie soll ich mein Baby zum Schlafen hinlegen? In welcher Lage schläft es am sichersten, ohne zu ersticken?

Die Rückenlage ist die sicherste Schlaflage.

Der Säuglingstod tritt unerwartet auf. Er betrifft eines von 700 Kindern im ersten Lebensjahr, besonders häufig zwischen dem zweiten und vierten Lebensmonat. Im Winter häufiger als im Sommer.

Trotz weltweiter, intensiver Forschung konnten die Ursachen für den »Plötzlichen Säuglingstod« bisher nicht endgültig geklärt werden. Vermutet wird ein Zusammenhang mit hohen Temperaturen, »deshalb sollte eine Übererwärmung vermieden werden, wie z.B. durch zu dicke Kleidung, durch zu warme Ausstattung des Bettes (Felle, Bettumrandung, Kissen etc.), durch zu viel Sonne, durch überheizte Räume oder durch Wärmestau in schlecht gelüfteten Autos.« (s. Faltblatt »Der Plötzliche Säuglingstod«. Es kann unter folgender Adresse bestellt werden: Ministerium für Arbeit, Gesundheit und Soziales des Landes NRW, Fürstenwall 25, 40219 Düsseldorf).

Durch weltweite Erfahrungen wurde festgestellt, dass die **Rückenlage die sicherste Lage ist**. Die Rückenlage ist in den Asiatischen Ländern nie aus der Mode gekommen. »Die Befürchtung, dass Säuglinge auf dem Rücken an Erbrochenem eher ersticken als in Bauchlage ist noch nie nachgewiesen worden«, wird aber von einigen Fachleuten zur Zeit vertreten (aus Faltblatt).

> **Folgende Ratschläge gibt die Gesellschaft zur Erforschung des Plötzlichen Säuglingstodes in Nordrhein-Westfalen (GEPS NRW e. V.):**
>
> Lassen Sie Ihr Kind auf dem Rücken schlafen. Es ist die sicherste Schlaflage. Neigt Ihr Kind zum Spucken, so legen Sie es auf die Seite zum Schlafen, achten Sie aber unbedingt darauf, dass der unten liegende Arm vor dem Körper liegt; das Kind liegt dann mehr auf der Rücken-Seitlage.
>
> Ist Ihr Kind wach, dann sollten Sie es auf den Bauch legen. Babys, die viel auf dem Bauch liegen, stützen sich eher auf, haben kräftigere Rückenmuskeln, krabbeln und laufen früher.
> Untersuchungen haben gezeigt, dass durch die Bauchlage Hüft- und Rückenprobleme bei Kindern abgenommen haben. Deshalb sollten Sie Ihr Kind, wenn es wach ist, auf den Bauch legen (s. Bauchlage).

Die Rückenlage

In der Rückenlage hat das Kind die Möglichkeit, seinen Körper zu erforschen. Da es seine Hände und später seine Füße ständig im Gesichtsfeld hat, bestaunt und betrachtet es zuerst seine Hände, später seine Füße und steckt sie in den Mund. Durch dieses Spiel nimmt es sich immer mehr wahr und lernt seinen Körper kennen.

Die Bauchlage

Die Bauchlage ist für Ihr Kind bequem und sicher. Auf dem Bauch liegend betrachtet es seine Umgebung. Schon bald will es seine Umwelt »begreifen« und »erfahren« und bemüht sich vorwärts zu kommen. Es lernt aus dieser Lage heraus sich aufzurichten. Zunächst stützt es sich auf die Arme, kommt dann über den Vierfüßlerstand zum Krabbeln und später zum Stehen.

Bauch- und Rückenlage sind für das Kind von großer Bedeutung. Beide Lagen bieten die beste Voraussetzung für die körperliche Entwicklung. Sie sollten daher Ihr Kind abwechselnd auf den Bauch und auf den Rücken legen. Achten Sie auf eine feste Unterlage des Bettes und auf abwechselnden Lichteinfall zum Kind. Denn schon ein Neugeborenes wendet seinen Kopf dem Lichte zu, und es besteht die Gefahr, dass bei einseitiger Lichtquelle das Kind seinen Kopf nur zu einer Seite dreht. Dadurch könnte es einen Lageschaden des Kopfes bekommen. Um nicht ständig das Bett umstellen zu müssen, legen Sie das Kind am besten wechselweise zum Kopf- oder Fußende hin.

Ab dem 3.–4. Monat schlafen die Kinder nicht mehr so viel. Nun sollten Sie Ihren Säugling aus dem Bettchen nehmen und ihm während des Tages auf dem Boden in Ihrer Nähe eine »Spielwiese« einrichten. Diese »Spielwiese« besteht aus einer warmen Wolldecke oder Matte, auf der die Spielsachen des Kindes liegen. Ist Ihr Kind wach, kann es dort auf den Bauch oder auf den Rücken gelegt werden. Wenn Sie einen Spiegel an der Wand bis zum Boden hängen, ist Ihr Kind lieber auf seiner Spielwiese. Es beobachtet im Spiegel den Raum, sieht sich in Augenhöhe und wird so angeregt, den Kopf besser zu heben.

Die Seitenlage

Die Seitenlage ist beim Säugling unstabil. Um die Seitenlage zu halten, benötigt das Kind im Rücken eine Unterstützung, sonst kippt es um.

Bei der unterstützten Seitenlage besteht die Gefahr, dass der Rücken des Kindes überstreckt wird. Durch eine ständige Überstreckung könnte das Kind ein Hohlkreuz bekommen. Dabei streckt es den Kopf und Beine nach hinten, statt nach vorne zu beugen. Wird der Säugling zu Anfang nur abwechselnd auf die rechte oder linke Seite gelegt, so kann er seinen Kopf nicht mehr gut nach rechts und links drehen. Er kann nicht mehr sicher auf dem Rücken liegen, er kippt dann sofort vom Rücken auf die Seite.

Die Seitenlage kann sich auch ungünstig auf die Hüftentwicklung auswirken, denn durch diese Lage bedingt, liegen beide Beine nebeneinander gestreckt und *sind nicht für die notwendige Entwicklung der Hüften gebeugt und abgespreizt.*

Die Seitenlage sollte also mit Vorsicht angewandt werden.

Wann rollt der Säugling sich erstmals auf die Seite?
Die frühe Seitenlage überfordert das Baby körperlich. Beobachten Sie Ihr Baby, wann es sich selbst zur Seite rollt. Dies lernt Ihr Säugling erst, wenn er auf dem Rücken das Gleichgewicht hält.

Woran erkennen Sie dies?

Ihr Säugling ist nicht mehr schreckhaft. Er hält den Kopf in der Mitte, der Oberkörper ist gerade und so überprüfen Sie dies. Denken Sie sich eine gerade Linie durch die Mitte des Körpers über Nase-Kinn-Brustbein-Bauchnabel und Schambein wie auf der S. 91 Abb. 59.

Seine Hände spielen vor dem Gesicht, automatisch nimmt er sie in den Mund. Gleichzeitig beugt er beide Beine an, spreizt sie auseinander und die Füße berühren sich vor seinem Körper. Dies kann er nur, weil er im Rumpf das Gleichgewicht hält. Erst wenn er Arme und Beine gebeugt vor seinem Körper hebt, rollt er rein zufällig zur Seite. Die meisten Säuglinge tun dies mit 4–5 Monaten.

Die ständig frühe passiv gehaltene Seitenlage überfordert den jungen Säugling in der körperlichen Entwicklung.

Wichtig: Das Baby rollt sich erst auf die Seite, wenn die Wirbelsäule gerade ist und die Beine gebeugt, abgespreizt, nach außen gedreht sind. So können Wirbelsäule und Hüfte muskulär nicht überfordert werden.

Dreht Ihr Kind sich über die Seite vom Rücken auf den Bauch mit ca. 6/7 Monaten, dann ist es kurz auf der Seite und hebt dabei seinen Kopf. Stabil liegt es erst auf der Seite, wenn es über das »Körperkreisen« mit ca. 8 Monaten diese Lage entdeckt.

Die Seitenlage kann sich auch ungünstig auf die Hüftentwicklung auswirken, denn durch diese Lage bedingt liegen beide Beine nebeneinander und nicht in der für die Hüftentwicklung notwendigen Abspreizung. Die Seitenlage sollte also mit Vorsicht angewandt werden.

Sitzen

Wann soll das Kind hingesetzt werden?

Häufig besteht die Meinung, dass Kinder zuerst das Sitzen, dann erst das Krabbeln und Laufen lernen.

Wenn das Kind sich an den angebotenen Händen hochzieht, denken viele Eltern, dass Ihr Kind sich hinsetzen möchte. Dieses »Hochziehen zum Sitzen« ist aber kein Sitzenwollen, sondern eine normale Armreaktion, die besonders im 5.–6. Monat sich immer stärker entwickelt. Das Kind zieht in diesem Alter alles Erreichbare zu sich heran, z. B. auch seine Füße.

Viele Kinder werden aufgrund dieses Missverständnisses bereits zu einem Zeitpunkt hingesetzt, zu dem sie noch nicht sitzen können, denn weder ihre Bauch- noch ihre Rückenmuskulatur ist hierzu ausreichend entwickelt. Infolgedessen kippen die Kinder beim Sitzen um. Damit sie nicht kippen, werden sie von den Eltern häufig mit Kissen abgestützt.

Tipp für Eltern

Dieses vorzeitige Hinsetzen ist gefährlich. Es kann Wirbelsäulenschäden begünstigen, da die Wirbelsäule ohne die entsprechenden Muskeln wenig Halt hat.

Training von Bauch- und Rückenmuskeln

Das Kind trainiert in Bauch- und Rückenlage ohne Körperbelastung die Muskelpartien, welche ihm ermöglichen gerade zu sitzen. In Bauchlage (s. Abb. 18, 75) stützt sich das Kind ab dem 6. Monat mit durchgestreckten Ellbogen auf die Handflächen. Das Becken bleibt auf dem Boden. Bei jedem Hochstützen übt es seine »Rückenstrecker«.

Wenn Sie sich nur fünf Minuten in dieser Haltung auf den Boden legen, werden Sie spüren, wie stark Ihre Rückenmuskeln angespannt sind.

In Rückenlage (s. Abb. 22, 82) hält das Kind in diesem Alter die Beine ständig angebeugt in der Luft. Dabei übt es unter anderem seine Bauchmuskulatur. Versuchen Sie auch dies nachzuahmen. Sie werden feststellen, wie sehr Ihre Bauchmuskeln beansprucht werden.

Im 5.–6. Monat setzen sich die Kinder noch nicht selbstständig hin. Sie können den Sitz einige Minuten halten, wenn sie hingesetzt werden, aber die Bauch- und Rücken-, vor allem die Drehmuskeln, sind in diesem Alter noch nicht so weit ausgebildet, um den Rücken gerade zu halten.

Setzen Sie nun Ihr Kind über einen längeren Zeitraum auf, nehmen Sie ihm die Möglichkeit, seine Muskeln ohne Belastung zu üben. Im Sitzen leisten die Muskeln weniger als in Rücken- und Bauchlage. Dies können Sie auch wieder selbst prüfen.

Einige Kinder entwickeln über das »Hingesetztwerden« eine Bewegungsart, die als Porutschen bezeichnet wird. Diese Kinder rutschen auf dem Gesäß oder auf einem untergeschlagenen Bein sitzend vorwärts. Sie überspringen das Krabbeln.

Durch Bewegungsentwicklungsstudien hat Emmi Pikler, eine Kinderärztin in Ungarn, nachgewiesen, dass keines der von ihr betreuten Kinder auf dem Po vorwärts rutschte. Pikler achtete darauf, dass keines, der von ihr betreuten Kinder, vorzeitig hingesetzt oder an den Händen zum Sitzen hochgezogen wurde. Alle die von ihr beobachteten Kinder entwickelten sich selbstständig und sind gekrabbelt. Diese Kinder hatten eine fortlaufende gesetzmäßige Bewegungsentwicklung (siehe dazu mein Buch »Die ungestörte Entwicklung Ihres Babys«). Sie rutschten nicht auf dem Po vorwärts.

Diese Kinder sind nicht mit sechs oder sieben Monaten gesessen, sondern erst ab dem 9./10. Monat, wenn sie krabbeln oder sich zum Stehen hochziehen konnten.

Tipp für Eltern

Setzen Sie Ihren Säugling nicht hin!
Warten Sie, bis er von alleine zum Sitzen kommt!

Wann lernt das Kind alleine sitzen?

Es gibt zwei Möglichkeiten Sitzen zu lernen:

• **Über das Krabbeln.**
Wenn das Kind krabbelt und dabei etwas Interessantes beobachtet, hält es einen Moment inne. Es richtet sich zur Seite hoch und kommt damit automatisch in Seit-Sitz-Haltung (s. Abb. 101, 102). Ändert es die Richtung, entsteht automatisch über den Seit-Sitz der Lang-Sitz, bevor es dann weiter krabbelt.

• **Über das Stehen.**
Die Kinder ziehen sich zum Stehen hoch. Jetzt wissen sie aber nicht, wie sie wieder auf den Boden kommen können. Sie lassen sich einfach auf den Po fallen und entdecken dabei den Sitz.

Folgende Entwicklungsphasen hat ein Kind durchgemacht, wenn es selbstständig zum Sitzen kommt

In Rückenlage hat es gelernt, den Kopf und die Beine hoch zu nehmen und sich über beide Seiten auf den Bauch zu drehen. In Bauchlage hat es gelernt, sich auf den Handflächen abzustützen und in den Vierfüßlerstand zu kommen.

Aus diesem Vierfüßlerstand lernt nun das Kind krabbeln, sich zum Stehen hoch zu ziehen und aus dem Krabbeln bzw. dem Stand heraus das Sitzen.

Meilensteine in der normalen Bewegungsentwicklung

Jeder weiß, dass der Säugling bei der Geburt noch nicht sitzen, krabbeln oder laufen kann. Dies muss sich erst allmählich entwickeln. Alle Säuglinge in der Welt entwickeln sich in ihrer Bewegung in der gleichen Weise. Deshalb lassen sich Meilensteine erkennen, an denen man ablesen kann, ob sich die Bewegung normal entwickelt oder nicht.

In Bauchlage sind diese Meilensteine vom

- 3. bis 4. Monat
- 6. bis 7. Monat
- 9. bis 10. Monat
- 12. bis 16. Monat

zu erkennen.

In Rückenlage kann man diese Meilensteine vom

- 3 bis 4. Monat und vom
- 6. bis 7. Monat

beobachten.

Damit Sie bei Ihrem Säugling erkennen können, ob er sich in seiner Bewegung normal entwickelt oder nicht, werden die Meilensteine kurz in den Bildern und im Text dargestellt.

Bauchlagen

Beobachte das Kind im 3.–4. Monat auf dem Bauch

Im 3.–4. Monat muss Ihr Säugling in Bauchlage einen »Ellbogen-Becken-Stütz« haben (Abb. 17).

Legen Sie Ihr Kind unbekleidet auf die Wickelkommode auf den Bauch. Es stützt sich auf beide Ellbogen ab, wobei die Ellbogen vor der Schulterlinie liegen. Durch das Aufstützen auf die Unterarme kann es den Kopf frei nach rechts und links drehen. Man sagt auch, das Kind beginnt sich aufzurichten.

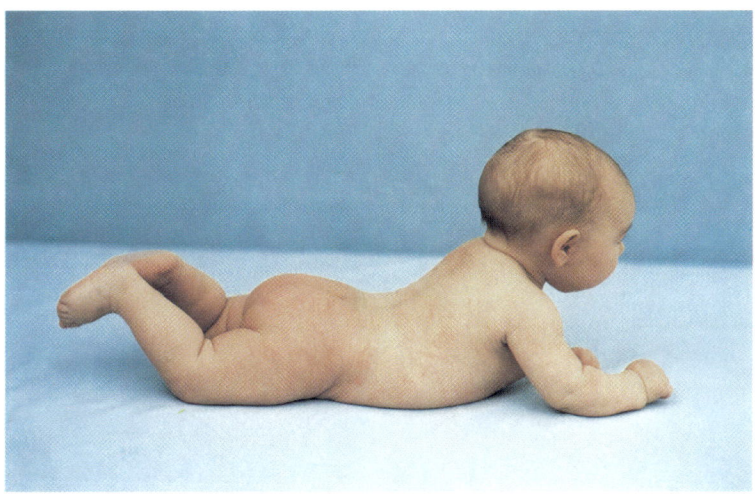

Abb. 17: »Ellbogen-Becken-Stütz« im 3.–4. Monat.

Der Bauch liegt aber noch ganz auf der Unterlage, während die Brust schon ein wenig abgehoben wird.

Das Becken und die Oberschenkel liegen ebenfalls noch auf der Unterlage. Die Oberschenkel liegen auseinander, wobei die Knie nach außen gedreht werden und die Unterschenkel in den Kniegelenken leicht gebeugt sind. Die Fußsohlen berühren sich in der Luft und können miteinander spielen.

Beobachte das Kind im 6.–7. Monat auf dem Bauch

Im 6.–7. Monat muss Ihr Säugling in Bauchlage den Handgelenk-Becken-Stütz haben (Abb. 18).

Es streckt seine Ellbogen durch und stützt sich auf die geöffneten Hände. Der Kinderarzt spricht davon, dass der Säugling die »Stützfunktion der Arme« gelernt hat.

Jetzt hebt Ihr Säugling beim Abstützen seine Brust und ein wenig auch schon seinen Bauch von der Unterlage ab.

Das Becken und die Oberschenkel liegen aber immer noch auf der Unterlage, wobei die Oberschenkel auseinandergedreht und abgespreizt sind. Die Unterschenkel sind in den Knien gebeugt, so dass sie einen Winkel von 90 Grad zu den Oberschenkeln bilden und die Fußsohlen sich in der Luft berühren.

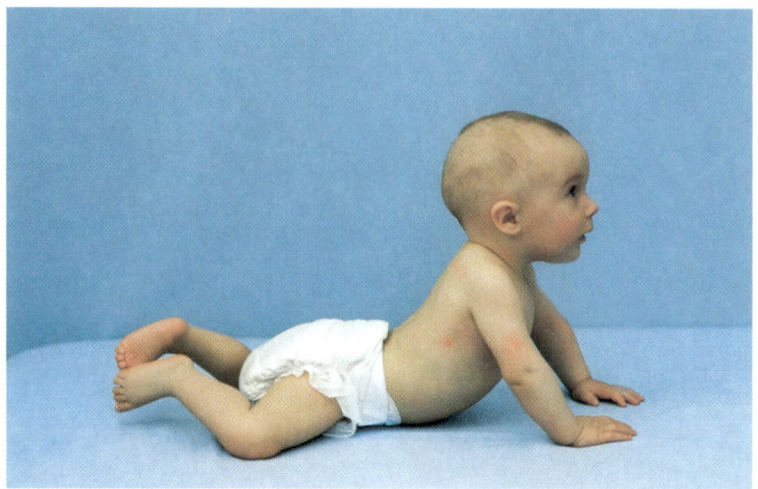

Abb. 18: »Handgelenk-Becken-Stütz« im 6.–7. Monat.

Das Kind stützt sich mit den Armen so fest vom Boden ab, dass es sich rückwärts schieben kann. Diese wichtige »**Stützfunktion**« prüft der Arzt mit der so genannten **Sprungbereitschaft**.

Beobachte das Kind im 9.–10. Monat auf dem Bauch

Im 9.–10. Monat hebt Ihr Kind beim Abstützen auf die Hände nicht nur Brust und Bauch, sondern auch den Po hoch (Abb. 19). Es stützt sich auf die Hände. Sein Gewicht verlagert es auf die Knie und Unterschenkel, wodurch das Becken hochgehoben werden kann. In dieser Vierfüßlerhaltung wippt das Kind auf der Stelle vor und zurück. Es lernt aus dieser Haltung krabbeln.

Über das seitliche Wippen, schräg nach links oder rechts, beginnt es sich auf die linke bzw. rechte Pohälfte zu setzen. Der Kinderarzt spricht vom »**Seitsitz**«.

»Hand-Knie-Stütz« ist die Voraussetzung für das Krabbeln und das Sitzen.

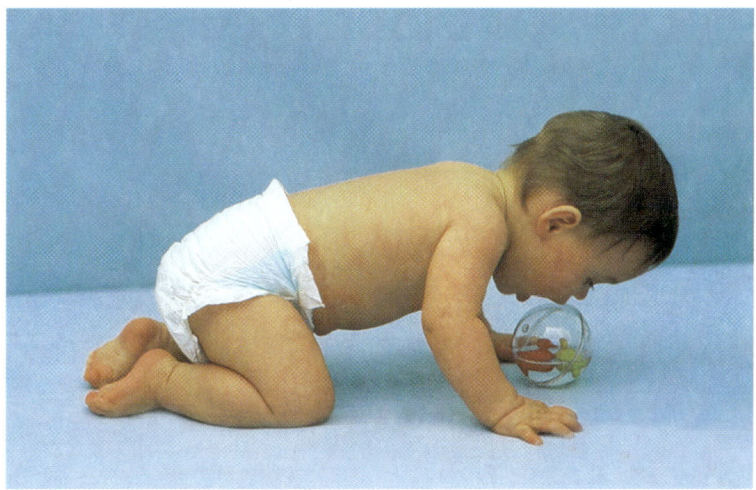

Abb. 19: »Hand-Knie-Stütz« im 9.–10. Monat.

Beobachte das Kind im 12.–16. Monat auf dem Bauch

Im 12.–16. Monat stützt sich das Kind auf Hände und Füße (Abb. 20). Den Po kann es nach oben heben, wenn es seine Knie durchstreckt. Dies ist eine entscheidende Voraussetzung, dass es Stehen lernt. Auf diesem Weg entdeckt es die Hocke (s. Abb. 105) und den freien Stand (s. Abb. 107).

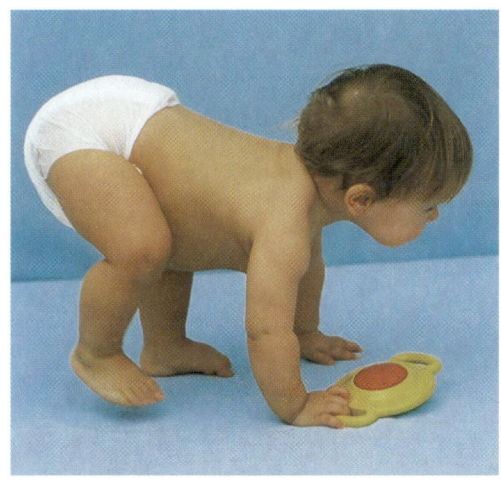

Abb. 20: »Hand-Fuß-Stütz« im 12.–16. Monat.

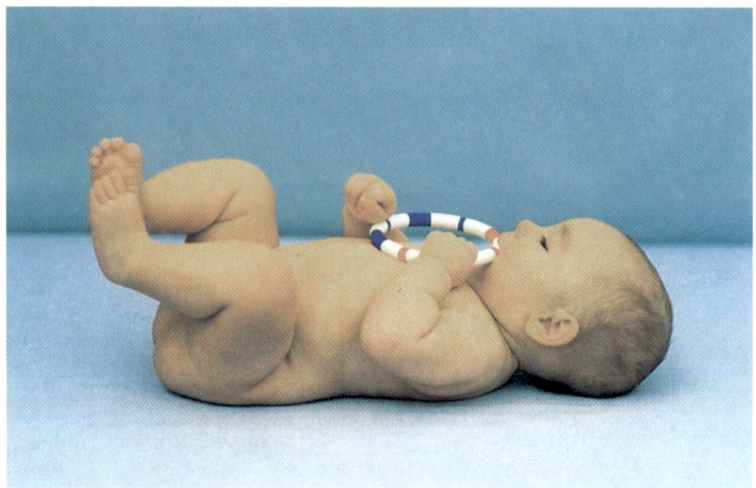

Abb. 21: Zusammenspiel von Auge – Hand – Mund.

Rückenlagen

Beobachte das Kind im 3.–4. Monat auf dem Rücken

Im 3.–4. Monat liegt das Kind **gerade auf dem Rücken**. Weil Kopf, Rumpf und Po fest aufliegen, hat es sicheren Halt. Es kann deshalb die Arme und Beine vor seinem Körper heben (Abb. 21).

Die Arme werden vor dem Körper zusammengebracht. Es spielt mit seinen Händen vor dem Gesicht, betrachtet sie und steckt sie in den Mund. Die Beine sind in Hüfte und Knie vor dem Körper gebeugt, die Oberschenkel abgespreizt. Die Füße berühren sich in der Luft.

Hände und Füße üben das Greifen.

Beobachte das Kind im 6.–7. Monat auf dem Rücken

Im 6.–7. Monat greift es nach seinen Füßen. Es lernt als erstes Zeichen der selbstständigen Fortbewegung sich zu drehen. Auf dem Rücken hat es ständig die Beine gebeugt in der Luft. Es nimmt sie in die Hände und steckt die Zehen in den Mund (Abb. 22).

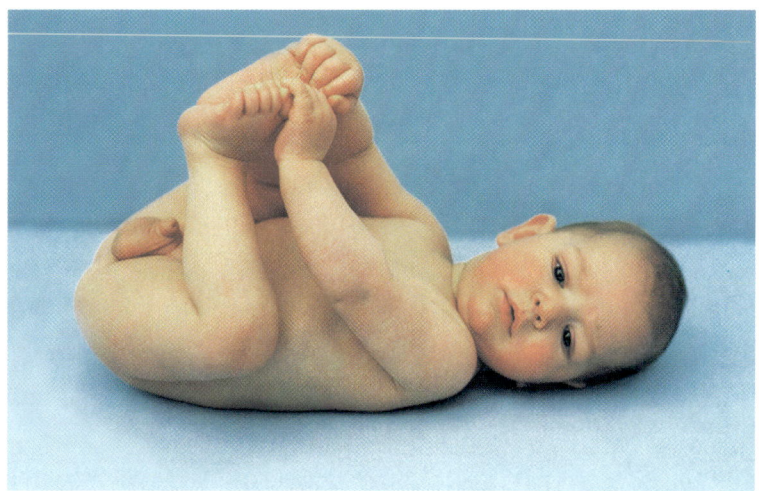

Abb. 22: Zusammenspiel von Auge – Hand – Fuß – Mund.

Manchmal hebt es den Kopf von der Unterlage ab, um die Beine besser zu erreichen. Der Kinderarzt spricht dann von einer »**Beugespannung**« des Körpers. Sie kommt dadurch zustande, dass Kopf und Beine gleichzeitig von der Unterlage abgehoben und die Arme vorgestreckt werden.

Über diese »Beugespannung« lernt Ihr Kind, sich vom Rücken auf den Bauch zu drehen. Dabei dreht es sich, meist mit 6 Monaten, zunächst nur über eine Seite (rechts oder links). Vier Wochen später, mit 7 Monaten, kann es sich dann über beide Seiten gleich gut drehen.

Dieses Drehen ist der Beginn der selbstständigen Fortbewegung. Ihr Säugling bleibt nicht mehr auf dem Rücken liegen.

Wissenswertes über Babygeräte

Babygeräte werden in der Werbung und im Fachhandel als praktisch, entwicklungsfördernd und bequem gepriesen.

Die Eltern versprechen sich eine »Förderung« der Entwicklung ihres Kindes (was immer man darunter auch verstehen mag) oder zumindest mehr Spaß für ihr Kind.

Am häufigsten werden Hängematte, Tragetücher, Wippliegen, Babyhopser, Lauflerngeräte, Tragetaschen und Rückentrage benutzt. Die ältesten »Babygeräte«, Laufstall und Kinderwagen, sind fast in jedem Haushalt vorhanden.

Ob alle Babygeräte den angepriesenen Nutzen haben, oder ob bei manchem Gerät nicht sogar Gefahr besteht, dass es für die Entwicklung eines Kindes schädlich ist, soll im Folgenden kurz dargestellt werden.

Die Hängematte

Fördert die Hängematte die Entwicklung?

In den ersten drei Monaten ist Ihr Baby noch meist mit Schlafen und Essen beschäftigt. In der motorischen (Bewegungs-)Entwicklung hat es noch überwiegend ein so genanntes Reflexverhalten. Sie sollten sich deshalb in dieser Zeit vor allem auf die richtige Pflege und eine gute Lagerung in seinem Bett beschränken (Näheres s. unter Körperlagen, S. 34).

Ab dem 4. Monat hat der Säugling schon längere Wachphasen, in denen er dann das »Geradeliegen« auf dem Bauch und dem Rücken übt. Dazu braucht er aber unbedingt eine ebene, feste Unterlage. Jede unstabile, durchhängende Unterlage ist für Ihr Kind ungünstig. Es besteht Gefahr, dass die Wirbelsäule schief wird.

Mit 6 Monaten hält Ihr Baby seine Beine fast ständig nach oben in der Luft gebeugt und will die Zehen in den Mund nehmen.

Damit es die Beine gut hochbringt, braucht es wieder eine feste, gerade und stabile Unterlage.

Ab dem 7. Monat wird eine Hängematte für Ihr Kind sogar zum Gefängnis. Normalerweise kann sich der Säugling nämlich jetzt vom Rücken auf den Bauch drehen und will dies natürlich zu beiden Seiten hin ständig ausprobieren. In der Hängematte ist dies nicht möglich.

Schlussfolgerungen

Die Hängematte nützt der Entwicklung des Kindes im 1. Lebensjahr nicht. Sicherlich wollte man dem Baby aus der Sicht des Erwachsenen den Genuss einer Hängematte frühzeitig vermitteln. Aber was für Erwachsene wohltuend ist, muss für ein Baby noch lange nicht gut sein.

Am besten probieren Sie einmal in einer Hängematte aus, ob Sie Ihre Beine gut in die Luft strecken können, und versuchen einmal, sich in einer Hängematte zu drehen. Dann können Sie sich vorstellen, wie sich Ihr Baby in diesem Gerät vergeblich abmüht. Sie werden am eigenen Leibe die Schwierigkeiten feststellen.

Kann Ihr Kind später laufen, dann hat es sicher viel Spaß, wenn es einmal ein paar Minuten in einer Hängematte liegend schaukeln darf.

Tragehilfen

Bringt das Tragetuch nur Vorteile? (Abb. 23)

Mit dem Tragetuch wird eine in den Entwicklungsländern auch heute noch übliche Art, Kinder zu tragen, nachgeahmt. Dabei wird übersehen, dass die Mütter in diesen Ländern aus einer sozialen Notlage heraus gezwungen sind, ihre Kinder zur Arbeit, z. B. auf dem Feld mitzunehmen. Da sie den ganzen Tag hart arbeiten müssen, bleibt ihnen nur wenig Zeit zur Versorgung ihres Kindes. Außerdem arbeiten die Frauen vorwiegend in nach vorn gebückter Haltung. Deshalb kommt das Kind auf dem Rücken der Mutter auf den Bauch zu liegen.

Diese Tatsachen werden nicht beachtet, wenn Tragetücher als ideale Transportmittel für junge Säuglinge auch bei uns empfohlen werden. Dabei steht als wichtiges Argument im Vordergrund, dass durch das Tragetuch ein enger Körperkontakt von Mutter bwz. Vater und Kind über längere Zeit erfolgt.

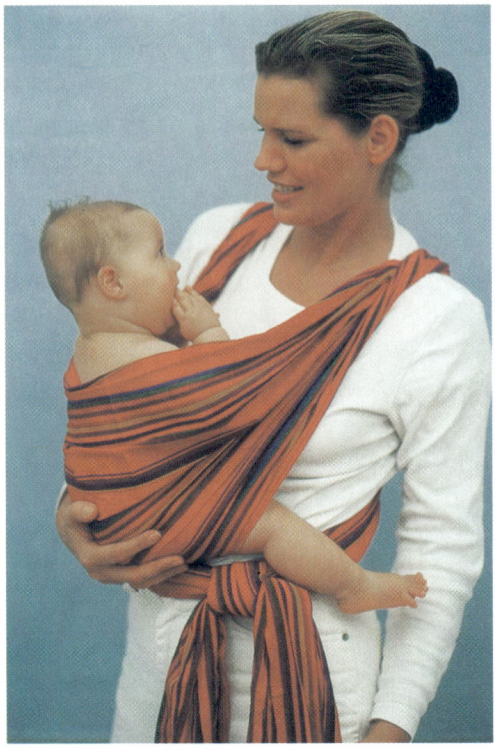

Abb. 23: Ein Tragetuch.

Dieser Vorteil berücksichtigt aber zu wenig die motorischen Bedürfnisse des Säuglings und vernachlässigt, dass die Frauen in den Industrienationen keine schwere körperliche Arbeit mit längerem Bücken verrichten.

Wenn also hierzulande beobachtet wird, dass schon ganz junge Säuglinge vor den Bauch geschnürt ständig herumgetragen werden (um durch die ständige Nähe die Bindung zu Mutter oder Vater zu intensivieren), dann ist zu berücksichtigen, dass diese Tragetücher zwar praktisch, aber der körperlichen und seelischen Entwicklung des Kindes nicht förderlich sind.

Am Körper gebunden, bleiben die Kinder in ihrer Aktivität eingeschränkt, ihre Bewegungen sind unterbunden. Säuglinge, die viel getragen werden, gewöhnen sich an die senkrechte Haltung und wollen nicht mehr gerne auf dem Boden sein. Sobald sie hingelegt werden, verlangen sie nach der senkrechten Haltung, sie werden vom Erwachsenen abhängig.

Wie können Sie beurteilen, ab welchem Zeitpunkt und ob Sie eine Trage-vorrichtung bei Ihrem Kind verwenden wollen?

● Ziehen Sie Ihr Baby nackt aus und stellen Sie sich mit Ihrem Baby vor den Spiegel. Übernehmen Sie nun die Körperlast Ihres Kindes mit einer Hand unter dem Po, so wie es in der Tragevorrichtung sitzen würde.

Durch federnde Schritte auf der Stelle ahmen Sie das Laufen auf der Straße nach. Beobachten Sie nun Kopf und Wirbelsäule des Kindes im Spiegel.

Wie verhält sich die Wirbelsäule? Wird sie schief? Wird die Körperlast auf die Lendenwirbelsäule verlagert. Entsteht ein Sitzbuckel?

Sie werden feststellen, dass der junge Säugling seinen Kopf und Rumpf noch nicht in der Senkrechten aufrecht halten kann.

Ein junger Säugling ist noch nicht fähig, seinen Körper aufrecht zu hal-ten. Wer genau hinsieht, wird feststellen, dass ein Kind im Tragetuch bzw. so genannten »Easy-Rider« meist schläft. Wenn es wach ist, hängt es schlaff darin. Deshalb können bei ständiger falscher Haltung allzu leicht Haltungsfehler der Wirbelsäule entstehen. Besonders empfindlich ist die Halswirbelsäule und der Kreuzbeinbereich. Dies gilt in besonderer Weise für Kinder, deren Motorik nicht oder nicht ganz normal ist.

Wann darf eine Tragehilfe benutzt werden?

Der Zeitpunkt, ab dem ein Tragetuch ohne Bedenken benutzt werden kann, hängt von der körperlichen Entwicklung Ihres Kindes ab.

Dabei ist die Entwicklung der Rumpfmuskeln zu beachten:

- Die **Bauchmuskeln** sind für das Sitzen im Tragetuch erst stark genug, wenn Ihr Kind die volle Beugung des Körpers erreicht hat, d. h., wenn es in Rückenlage beide Beine hochnimmt, zum Mund führt und dabei den Kopf ein wenig von der Unterlage abhebt.
- Die **Rückenmuskeln** sind erst stark genug, wenn Ihr Kind die volle Streckung der Wirbelsäule beherrscht, d. h., wenn es sich in Bauchlage nur noch auf den Handflächen abstützt, wobei die Ellbogen durchge-streckt sind und das Becken auf der Unterlage liegen bleibt.
- Die **Drehmuskeln** der Wirbelsäule sind dann voll entwickelt, wenn Ihr Kind sich zu beiden Seiten vom Rücken auf den Bauch drehen kann.

Diesen Entwicklungsstand haben die meisten Kinder mit 7 Monaten er-reicht, und es bestehen keine Bedenken, Ihr Kind im Tragetuch mitzunehmen. Um einer möglichen Einseitigkeit vorzubeugen, sollten Sie aber das Tuch abwechselnd über die rechte und linke Hüfte benutzen.

Die Wippliege und die Babyautoschale

Sind Wippliegen oder Babyautoschalen nur praktisch und bequem?

Wie praktisch doch diese Geräte seien, kann man immer wieder von Müttern hören. »Man kann das Kind bequem überallhin mitnehmen. Besonders günstig ist dies in der Küche, denn da kann mein Kind in der Wippliege auf dem Küchentisch stehen und mir bei der Arbeit zusehen.« Außerdem ist die Meinung verbreitet, dass die Wippliege für die motorische Entwicklung des Kindes von Vorteil sei, denn es würde z. B. schneller Sitzen lernen.

Kritische Bemerkungen

Wippliegen oder Babyautoschalen haben eine schräge Rückenlehne. Schon nach einigen Minuten wird der Säugling schief. Der schwere Kopf fällt zur Seite, eine schiefe Wirbelsäule droht, die Körperlast wird auf das Kreuzbein verlagert. Die harmonische Beugung der Hüften und Knie ist fast nicht möglich.

Die Wippliege wird meist **ab dem 3. Monat** benutzt. Zu dieser Zeit lernt das Kind erst einmal in Bauch- und Rückenlage **gerade** zu liegen.

Woran sehen Sie die gerade Haltung Ihres Kindes?

● Beobachten Sie Kopf und Oberkörper Ihres Kindes auf dem Rücken. Denken Sie sich eine gerade Linie durch die Mitte des Körpers über Nase- Kinn- Brustbein- Bauchnabel und Schambein. Von dieser Mittellinie aus sollten beide Brusthälften rechts und links gleich stark gewölbt sein. Die koordinierte Rumpfarbeit sehen Sie auch an den Arm- und Beinbewegungen Ihres Kindes. Die Hände sind ständig im Mund und spielen miteinander, die Beine sind dabei vor dem Körper gebeugt. Das Kind greift mit Händen und Füßen vor dem Körper. Dies können die meisten Kinder mit 4 Monaten. Gibt man dem Kind in diesem Entwicklungsstadium eine schräge Unterlage, die dem Rücken keinen festen Halt bietet, liegt das Kind in kurzer Zeit schief in der Wippliege. Dadurch werden Haltungsfehler der Wirbelsäule begünstigt. Typisch hierfür ist z. B. der Sitzbuckel, welcher durch das schräge Gerät systematisch eingeübt wird.

Ab dem 6. Monat ist es für den Säugling besonders wichtig, dass er die Möglichkeit hat, sich frei zu bewegen und zu drehen. So werden Bauch-, Rücken- und Drehmuskulatur kräftig.

Diese braucht das Kind später besonders zum Sitzen. Um sich die Nachteile der Wippliegen vorzustellen, legen Sie sich am besten selbst in einen Liegestuhl. So werden Sie feststellen, dass alle Muskeln Ihres Körpers ruhen. Legen Sie sich aber in Rückenlage auf den Boden und heben wie Ihr Kind die Beine in die Luft, dann werden Sie bald Ihre Bauchmuskeln spüren.

Die Wippliege ermöglicht keine Bauchlage. Gerade die Bauchlage ist aber für das Kind zum Üben der Rückenstreckmuskulatur wichtig. Um dies zu verstehen, legen Sie sich auf den Bauch und stützen sich (wie Ihr Kind in diesem Monat) mit durchgestreckten Armen auf den Handflächen ab, dann spüren Sie Ihre Rückenmuskeln.

Die Wippliege kann sich auch ungünstig auf die Entwicklung der Hüft- und Beinmuskeln auswirken.

Bis zum 7. Lebensmonat soll der Säugling lernen, seine Beine abzuspreizen und mit auseinandergedrehten und gebeugten Beinen die Hüftbeweglichkeit zu üben. Er nimmt seine Füße in die Hände und in den Mund. Das macht ihm Freude, ist aber in der Wippe nicht möglich, da das Kind schräg sitzt und dabei die Beine wie beim Sitzen auf dem Stuhl herunterhängen lässt. Um diesen Nachteil der Wippliege zu verstehen, legen Sie sich einmal in einen Liegestuhl und versuchen Sie, die Beine abgespreizt in die Luft zu beugen und möglichst nahe zu sich heranzuziehen. Sie werden feststellen, dass dies unmöglich ist. Ihrem Kind ergeht es genauso in der Wippliege.

Zusammenfassung

Wippliege oder Autobabyschale sind zwar für Eltern praktisch und bequem, für das Kind *in der körperlichen Entwicklung ungesund*, es hindert das Kind daran, wichtige Muskelgruppen zu üben.

- Diese Geräte sind nicht standfest, Ihr Kind kann sich beim Hinunterfallen verletzen.

- Diese Geräte hindern das Kind daran, Bauch-, Rücken- und Drehmuskulatur zu kräftigen, die es besonders zum Sitzen braucht.
- Die Geräte können die motorische Entwicklung ungünstig beeinflussen und zu **Haltungsschäden** führen.

Wenn Sie auf diese Geräte zu Hause nicht verzichten wollen, dann sollten Sie darauf achten, dass Sie sie nur für kurze Zeit am Tag benutzen.

Babyautoschalen müssen gleich zu Beginn im Auto als Transportmittel verwendet werden. Dies ist das Sicherste für Ihr Kind beim Autofahren. Sobald die Autofahrt vorbei ist, sollte Ihr Kind nicht mehr in der Schale sein.

Oft schlafen die Kinder beim Autofahren ein, dann wird die Fehlhaltung offensichtlich. Achten Sie auf die flachste Rücklehneneinstellung bei der Babyschale.

Das Buch »Autokindersitze«, U. Doll, B. Maurer-Burkhard, Hans Huber, Verlag, Bern, 1998, bietet Ihnen bei der Frage nach den Autokindersitzen weitere Hilfen an.

Der Babyhopser

Bringt der Babyhopser Spaß und Vorteile?

Im Babyhopser haben viele Kinder ihren Spaß. Einige Eltern setzen ihren Säugling ab dem 5. Monat in dieses Gerät mit der Hoffnung, dadurch lerne ihr Kind auch schneller Stehen.

Was passiert im Babyhopser?

Im 5. und 6. Monat sind normalerweise die Beine des Kindes fast ständig gebeugt, auch wenn man das Kind frei vor sich in der Luft hält. Der Arzt nennt dies »Beugephase der Beine«. Das Kind kann seine Beine in Hüfte und Knie noch nicht strecken. Für den Babyhopser fehlt ihm also das Gegenstemmen der Beine. Das braucht es aber unbedingt, um in dem Gerät nicht haltlos zu hängen. Hängt es aber haltlos in diesem Gerät, dann kippt es meist zur Seite. Eine längere einseitige Belastung kann Wirbelsäulenschäden fördern.

Im Alter von 7 bis 8 Monaten übernehmen die Beine immer mehr das eigene Gewicht. Dabei steht das Kind anfangs mehr auf den Zehenspitzen. Nur durch die ständige Belastung mit dem eigenen Körpergewicht verliert es diesen Zehenspitzenstand und lernt, auf der ganzen Fußsohle zu stehen.

Nimmt man nun dem Kind durch den Babyhopser das Körpergewicht weg, hat es Schwierigkeiten, den Zehenstand zu verlieren. Ihm fehlt dann das nötige Gewicht, um auf dem ganzen Fuß stehen zu lernen. Manche Kinder haben die Zehen dabei sogar eingekrallt. Das Kind übt dann mit dem Babyhopser also Zehenspitzenstand, evtl. sogar mit eingekrallten Zehen.

Dies kann zur Folge haben, dass es später auf den Zehen läuft, was ein richtiges Abrollen des Fußes von den Fersen her verhindert. Das Kind lernt nicht gut genug, sein Gleichgewicht beim Laufen zu halten. In den schlimmsten Fällen kann es zur sog. **Spitzfußhaltung** kommen.

Im 10. Monat lernt das Kind frei zu stehen und übt sein Gleichgewicht. Um das Gleichgewicht einüben zu können, benötigt es wieder sein Körpergewicht zur Belastung der ganzen Fußsohlen. Außerdem muss es sich im freien Raum bewegen können. Es braucht Raum in der Vorder-Hinter-Achse, um vor- und zurückschaukeln zu können. Es braucht den Spielraum nach unten, um die Auf- und Ab-Bewegung zum Beugen und Strecken der Beine üben zu können. All dies ist im Babyhopser nicht möglich, da der Hopser wie eine weite Hose um das Kind liegt. Er nimmt dem Kind sein Gewicht, verhindert das Stehen auf der ganzen Fußsohle und gibt keinen freien Raum für Vor-Rück-Seit- und Auf-Ab-Bewegungen. Dieses Gerät sollte nie ohne Kontrolle verwendet werden, und es ist zu überlegen, ob der Spaß die nachteiligen Seiten nicht aufhebt.

Das Lauflerngerät

Lauflerngeräte werden empfohlen oder mit der Absicht gekauft, dem Säugling das Laufenlernen zu erleichtern.

Lernt das Kind durch ein Gerät eher Laufen?

In der Regel werden Lauflerngeräte für das Alter von 8 Monaten empfohlen, denn in diesem Alter versucht ein Säugling normalerweise, sich erstmalig auf die Beine zu stellen.

Es ist bekannt, dass ein 8 Monate alter Säugling seine Beine strecken kann, dass aber immer noch kurzzeitig ein Zehenspitzenstand vorherrscht. Normalerweise verliert sich dieser Zehenspitzenstand allmählich immer mehr, wenn das Kind nach und nach mit seinem ganzen Körpergewicht die Fußsohlen belastet.

Wird ihm nun in diesem Alter durch ein Gerät die Möglichkeit genommen, sein Körpergewicht auf die Fußsohlen zu stellen, bestehen erhebliche Schwierigkeiten, den Zehenspitzenstand zu verlieren. Die Folge ist, dass der Zehenspitzenstand länger erhalten bleibt als normalerweise.

Das Lauflerngerät verhindert also den normalen Fußsohlenstand und bedingt ferner, dass der Zehenspitzenstand über längere Zeit erhalten bleibt.

Verzögerung des Gleichgewichts

Der über längere Zeit erhalten bleibende Zehenspitzenstand hat aber noch eine weitere Folge: die Verhinderung, das Gleichgewicht genügend zu üben. Es ist bekannt, dass der Säugling hierzu im Stehen sein Körpergewicht von den Zehenspitzen auf die Fersen und umgekehrt verlagert.

Die Tendenz geht dahin, das Gewicht immer mehr vom Zehenspitzenstand auf die Fersen zu verlagern. Um diesen Prozess einüben zu können, schaukelt das Kind im Stehen hin und her. Es übt das Gleichgewicht in der Vorder-Hinter-Achse. Wenn nun der Säugling durch das Lauflerngerät seine Fersen nicht belasten kann und nicht genügend Spielraum in der Vorder-Hinter-Achse hat, wird ihm die Möglichkeit genommen, sein Gleichgewicht in der Vorder-Hinter-Achse einzuüben.

Eine andere Übung zum Gleichgewicht betrifft die natürliche Verlagerung des Körpergewichts nach unten über die Beugung von Knien und Hüfte. Damit balanciert der Säugling normalerweise das Gleichgewicht in der Vertikalen aus. Den Eltern wird dies auffällig durch das damit verbundene ständige Auf und Ab des Säuglings. Ein Lauflerngerät vollzieht diese Bewegung nicht mit. Der Säugling ist gezwungen, immer in der gleichen Höhe zu bleiben. Ihm wird das natürliche »Training« über Beugung und Streckung genommen, ebenfalls sein Gleichgewicht im Hinblick auf Stehen und Laufenlernen zu üben.

Nachteile der Mobilität

Damit das Kind Laufen lernt, haben die Lauflerngeräte Räder, aus der Vorstellung heraus, dass mit der Haltung des Körpers und der Räder die Fortbewegung leichter sein soll.

Beobachtet man jedoch den normalen Vorgang des Laufenlernens am Ende des 1. Lebensjahres, dann lässt sich feststellen, dass der Säugling sich zunächst an Wänden, Möbeln oder anderen festen Gegenständen hochzieht und festhält, um Sicherheit im Stehen zu erreichen.

Erst wenn diese Stabilität im Stehen erreicht ist, bewegt sich der Säugling vorsichtig Schritt für Schritt seitwärts an den Möbeln entlang.

Ein beweglicher Gegenstand verunsichert das Kind. Es lernt zunächst nicht mit Sicherheit Stehen. Außerdem ist ein Lauflerngerät in der Regel nicht für das Seitwärtsgehen, sondern für die Vorwärtsbewegung konstruiert. Es verhindert deswegen nicht nur das Erlernen der Stabilität an einem festen Gegenstand, sondern auch die natürliche Seitwärtsbewegung.

Schlussfolgerungen

Betrachtet man diese Verhältnisse im Hinblick auf unsere Frage, ob ein Lauflerngerät einen Säugling eher zum Laufen bringt, sind folgende Schlussfolgerungen erlaubt: Das Lauflerngerät nimmt dem Kind die Möglichkeit, den Zehenspitzenstand zu verlieren.

Dadurch werden nicht nur der natürliche Zehen- und Fersenstand erschwert, sondern über das Fortdauern des Zehenspitzenstandes gibt es Schwierigkeiten, das Gleichgewicht zu erlernen.

Die Folge davon ist, dass Lauflerngeräte die natürlichen Gehbewegungen verhindern und eher zur **krankhaften Gehbewegung** führen.

Die Tragetasche

Die Tragetasche wird isoliert oder in Kombination mit einem Kinderwagen angeboten. Wird sie als Transportmittel benutzt, dann sollte man sich von Anfang an daran gewöhnen, die Tasche immer auf den Boden zu stellen, um die Gefahren des Umkippens und Herausfallens zu vermeiden.

Unfallgefahren drohen seitens des Kindes ab dem 3. Lebensmonat, wenn das Kind in der Tragetasche in Bauchlage liegt. Ab diesem Monat kann sich Ihr Kind in Bauchlage auf den Armen abstützen. Dabei verlagert es sein Gewicht mehr nach vorn. Die Tasche kann nach vorne kippen.

Weniger groß ist die Kippgefahr in der Rückenlage. Diese Lage ist bis zum 6./7. Monat stabil. Es empfiehlt sich deshalb, das Kind auf dem Rücken in der Tasche zu tragen. Sobald sich das Kind aber vom Rücken auf den Bauch dreht – dies kann es ab dem 7. Monat – muss auf die Tasche verzichtet werden. Nun kann das Tragetuch bedenkenlos benutzt werden.

Die Rückentrage

Die Rückentrage ist ein sehr praktisches Transportmittel. Sie kann aber erst dann bedenkenlos benutzt werden, wenn das Kind sich selbst hinsetzt und längere Zeit im Sitzen spielt, denn die Rückentrage ist ein Sitz.

Bevor das Kind sitzen kann, muss es krabbeln und sich zum Stehen hochziehen können (s. auch Körperlagen, S. 34). Da dies in der Regel erst mit 10 Monaten erlernt wird, kann die Rückentrage ohne Bedenken ab diesem Alter empfohlen werden.

Der Laufstall

Der Laufstall trägt seinen Namen eigentlich zu Unrecht, denn Laufen lernt das Kind darin nicht, sondern nur eingeschränkt. Besser lernt es an Möbeln oder festen Gegenständen das Laufen. In den meisten Haushalten kann aber auf den Laufstall nicht verzichtet werden. Er soll das Kind vor Gefahren schützen, wie z.B. vor Öfen, Treppen, Haustieren usw. Sollten Sie also auf dieses Gerät angewiesen sein, dann achten Sie unbedingt auf seine Stabilität, d.h., er darf nicht rutschen, umkippen. Sein Gestell muss absolut starr sein.

Holzlaufställe sind deshalb am besten. Sie haben einen guten Stand, ihre Unterlage kann der Boden selbst sein. Die Stäbe sollten abgerundet sein, damit sich das Kind nicht verletzen kann. Der Abstand der Stäbe darf nicht so weit sein, dass der Kopf hindurchpasst, er darf aber auch nicht so eng sein, dass Ärmchen und Beinchen eingeklemmt werden können. Ungünstig sind Laufställe, bei denen statt der Holzstäbe Maschennetze verwendet werden. Sie sind unstabil, und es besteht die Gefahr, dass die Kinder mit Knöpfen oder Schleifen daran hängen bleiben und sich würgen.

Sobald das Kind krabbeln kann, ist es im Laufstall in seiner Bewegungsfreiheit stark eingeschränkt. Wenn er benutzt werden muss (Gefahren!), ist besonders auf die Stabilität zu achten. Das Kind benötigt aber Auslauf.

Der Kinderwagen

Der Kinderwagen ist wohl das älteste Transportmittel für Säuglinge. Er ist auch heute noch unentbehrlich, wenngleich bei den Naturvölkern Millionen Kinder auf dem Arm, dem Schoß, dem Rücken oder auf der Hüfte transportiert werden.

In den vergangenen Jahren sind vielfältige Variationen des Kinderwagens in den Handel gekommen. Die Stiftung Warentest hat sie geprüft und ist dabei zu folgenden Empfehlungen gekommen:

Bei jedem Kinderwagen muss auf seine Sicherheit geachtet werden. Diese Prüfung betrifft die Kippsicherung sowohl nach vorne als auch zur Seite, ebenso die Bremswirkung. Achten Sie darauf, dass am Kinderwagen eine Bremse ist und dass die Bremse leicht bedient werden kann.

Manche Kinderwagen haben keinen festen Bügel, mit dem sie geschoben werden, er lässt sich vielmehr zusammenklappen. In diesem Falle achten Sie unbedingt auf die Sicherung des Schiebebügels oder Schiebegestells, damit das Kind sich nicht daran verletzt bzw. der Kinderwagen nicht gegen Ihren Willen zusammenklappt. Besonders ist auf scharfe Ecken und Kanten an den Kinderwagen zu achten, und zwar sowohl innen als auch außen, weil das Kind sich daran verletzen kann.

Ein guter Kinderwagen hat nach der Stiftung Warentest folgende Eigenschaften:

- Das Gestell lässt sich leicht öffnen und zusammenklappen.
- Das Verdeck kann leicht auf- und zugeklappt werden.
- Große und breite Räder lassen sich auf einem weichen Untergrund besser schieben, und man hat auf unebenem Gelände weniger Schwierigkeiten als bei kleinen und schmalen Rädern.
- Die Verdeckhaube schließt dicht über dem Wagenbett ab, damit das Kind keine Zugluft bekommt oder nass werden kann. Ein guter Kinderwagen ist mindestens 60 cm über dem Boden.

Bei niedrigem Kinderwagen muss das Kind die Abgase der Autos verstärkt einatmen. Wenn der Kasten des Wagens abgenommen werden kann, ist darauf zu achten, ob das Lösen und Befestigen leicht geht und ob die Sicherung absolut gut funktioniert. Achten Sie auch auf den Schwerpunkt des Kastens. Wenn dieser kopflastig ist, kann der Wagen leicht nach vorne kippen. Probieren Sie, ob Sie den abnehmbaren Kasten alleine tragen können oder ob mehrere Personen dazu nötig sind.

Wenn Sie Ihren Kinderwagen mit in das Auto nehmen wollen, achten Sie auf die Größe. Wenn Ihr Haus einen Lift hat, sollte der Kinderwagen hineinpassen.

Der Kinderwagen ist kein Tragesitz. Deshalb sollte er allmählich durch einen Sportwagen ersetzt werden, wenn die Kinder sitzen können. Setzen Sie Ihr Kind auch im Kinderwagen nicht auf, bevor es sitzen kann (10. Monat!).

Baby-Gymnastik

Was vor der Baby-Gymnastik zu beachten ist

Mit der Baby-Gymnastik sollen Sie erst am Ende des 3. Monats beginnen. Vor dieser Zeit sind noch viele so genannte primitive Reflexe vorhanden. Wenn diese unnötig verstärkt werden, z.B. durch falsche Bewegungsgrundhaltungen in der Pflege des Säuglings, bleibt Ihr Kind unter Umständen in seiner Bewegungsentwicklung sogar zurück.

Die Baby-Gymnastik darf nur am gesunden Kind durchgeführt werden. Sollte Ihr Kind krank sein, z.B. Fieber oder Durchfall haben, fällt die Gymnastik natürlich aus.

Die Baby-Gymnastik muss dem Kind und seiner Mutter Spaß machen. Für den Säugling ist der Körper das natürliche Spielzeug. Ihr Kind betrachtet und spielt zuerst mit seinen Händen, später mit seinen Füßen und steckt alles in den Mund.

Die Gymnastikübungen sind ein heiteres Zusammenspiel der einzelnen Körperteile. Dadurch kann Ihr Kind seinen Körper besser greifen und dadurch begreifen lernen. Da Windeln und Jäckchen die freie Bewegung hindern, sollten Sie den Säugling vor der Gymnastik ausziehen.

Die beste Zeit zur Baby-Gymnastik ist während des Wickelns, weil ja Ihr Kind dann schon ausgezogen ist. Üben Sie nicht unmittelbar nach den Mahlzeiten; ein voller Bauch übt nicht gern.

Am Tag sollten Sie sich zweimal 10 Minuten Zeit zur Gymnastik nehmen. Das Zimmer muss gut warm sein, damit das Kind nicht friert. Üben Sie auf der Wickelkommode oder auf einem Tisch, am besten auf einer 3–4 cm dicken Schaumstoffunterlage. Sie können Ihren Säugling zur Gymnastik aber auch auf den Schoß nehmen; diese Übungen sind gesondert dargestellt.

Die Übungen sollten abwechselnd in Bauch- und Rückenlage durchgeführt werden. Sie können von Wickeln zu Wickeln die Lage wechseln oder bei jedem Wickeln 5 Minuten auf dem Bauch und dann 5 Minuten auf dem Rücken üben.

Von der Bauchlage aus lernt Ihr Kind sich aufzurichten, vorwärts zu kommen und sich zum Stehen hochzuziehen. In der Rückenlage sieht es Hände und Füße, steckt sie in den Mund und lernt sich dadurch kennen.

Die Gymnastikgriffe sind bei den einzelnen Übungen genau beschrieben. Bitte, halten Sie diese strikt ein. Bei falscher Gymnastik können sich Fehlhaltungen einschleichen.

Alle in diesem Buch beschriebenen Gymnastikübungen sind der normalen motorischen Entwicklung angepasst. Sie sollten Ihrem Kind Spaß machen. Bleiben Sie aber unbedingt bei den Übungen, die dem Alter Ihres Kindes angepasst sind. Sonst können Sie die normale Entwicklung stören.

Tipp für Eltern

Leichte Entwicklungsverzögerungen können durch diese Gymnastik ausgeglichen und Verkrampfungen gelöst werden.

Hinweis

Sollte sich Ihr Kind gegen diese Übungen sträuben oder dabei ständig schreien, dann sprechen Sie unbedingt mit Ihrem Kinderarzt.*

---

* Es wird zwischen der männlichen und weiblichen Form abgewechselt, um beiden gerecht zu werden.

Wie Sie die normale Bauchlage Ihres Säuglings am Ende des 3./Anfang des 4. Monats am besten beurteilen

Beachte Unterarmstütz mit aufliegendem Becken in Abb. 24 (s. auch Meilensteine, S. 40).

Wenn Sie Ihren Säugling wickeln, können Sie einige Übungen machen, die die normale Entwicklung in Bauchlage unterstützen. Vorher sollten Sie sich aber die Bauchlage ansehen.

Ziehen Sie Ihren Säugling auf dem Wickeltisch ganz aus und legen Sie ihn vor sich auf den Bauch hin. In diesem Alter sollte Ihr Säugling gern auf dem Bauch liegen.

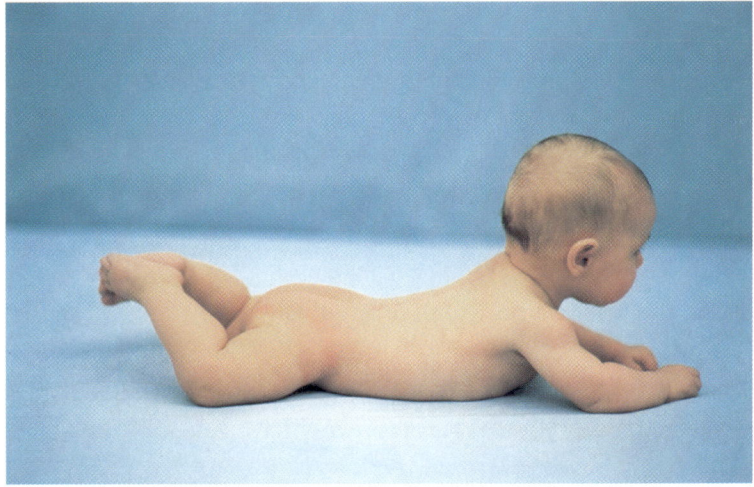

Abb. 24: Die normale Bauchlage am Ende des 3./Anfang des 4. Monats. Beachten Sie den Ellbogen-Stütz mit aufliegendem Becken. Kopf und Unterschenkel sind abgehoben.

Hinweis

Sollte Ihr Säugling in Bauchlage ständig weinen oder vom Bauch auf den Rücken kippen, dann sprechen Sie mit Ihrer Kinderärztin darüber.

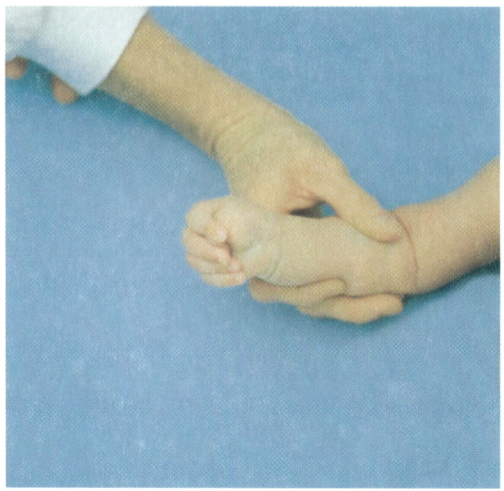

Abb. 25: Hier ist der Daumen eingeschlagen.

Beobachten Sie nun, was Ihr Baby schon kann. Betrachten Sie den ganzen Körper und fangen Sie beim Kopf an.

Das Baby kann seinen **Kopf** schon einige Minuten halten, wobei das Gesicht zur Unterlage einen Winkel von ca. 90 Grad bildet.

Mit seinen **Armen** stützt sich der Säugling auf die Ellbogen auf, wobei diese meist vor den Schultern liegen. Die Unterarme liegen locker auf der Unterlage, und die Hände sind leicht gebeugt. Die feste Fausthaltung ist verschwunden, die Daumen sind nicht eingeschlagen, d. h., sie werden nicht in der Hand gehalten (falsche Handhaltung s. Abb. 25).

Durch die aufgestützten Unterarme kann Ihr Baby den Kopf frei nach rechts und links drehen.

- Seine **Brust** wird schon ein bisschen von der Unterlage abgehoben.
- Sein **Bauch** liegt noch auf der Unterlage.
- Sein **Rumpf** ist gerade, Sie können dies so prüfen:

Stellen Sie sich eine gerade Linie vor, die von der Mitte des Hinterkopfes Ihres Babys bis zur mittleren Pofalte geht.

Bei dem Kind in Abb. 26 verläuft die Linie gerade.

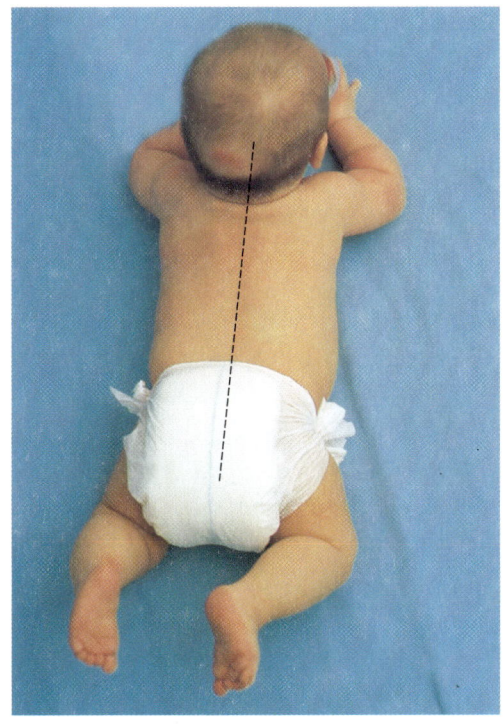

Abb. 26: Bei diesem Kind ver-
läuft die Linie von der Mitte des
Hinterkopfes bis zur mittleren
Pofalte gerade.

Wenn die gedachte Linie ständig zu einer Seite schief oder krumm verläuft, ist dies ein wichtiger Grund, Ihr Baby dem Kinderarzt zu zeigen.

Sein **Becken** liegt noch auf der Unterlage.

Seine **Hüften und Oberschenkel** liegen gestreckt auf der Unterlage, wobei die Oberschenkel gespreizt sind und die Knie nach außen stehen. Seine **seitlichen Pofalten** sind auf beiden Seiten gleich.

Dies prüfen Sie so: Sie nehmen die Knie Ihres Babys und halten die Beine
gestreckt zusammen.

Wenn die Pofalten nicht genau gleich (symmetrisch) sind, dann zeigen
Sie dies unbedingt Ihrer Kinderärztin.

Beim Schlafen auf dem Bauch kann Ihr Baby den Kopf gleich gut nach rechts und links legen, es bevorzugt keine Seite mehr. Wenn ein Baby immer nur auf derselben Seite liegt, kann es, da die Knochen in diesem Alter noch sehr weich sind, einen schiefen Kopf bekommen. Der Arzt spricht dann vom so genannten Lageschaden.

Hinweis

Sollte Ihr Kind immer nur eine Seite bevorzugen, »eine Lieblingsseite haben«, dann sagen Sie dies Ihrem Kinderarzt. Im 3.–4. Monat können Fehlhaltungen leicht ausgeglichen werden. Deshalb besprechen Sie jede Abweichung, die Ihnen auffällt, mit Ihrem Arzt.

Die normalen Beinbewegungen in Bauchlage

Bevor Sie mit Fußübungen beginnen, sollten Sie überprüfen, ob Ihr Kind die Beine altersgemäß bewegt.

Die normalen Beinbewegungen eines Kindes im Alter von 3 bis 4 Monaten können Sie folgendermaßen erkennen:

Die Beweglichkeit der Hüften

● Legen Sie Ihr Kind auf dem Wickeltisch auf den Bauch. Eine Hand liegt locker auf dem Po, mit der anderen Hand umfassen Sie ein Knie. Beugen Sie nun das abgespreizte Knie in der Hüfte zur Seite rechtwinkelig an. Diese Bewegung zur Seite soll in der Hüfte leicht sein, ohne dass der Po sich dabei anhebt. Wiederholen Sie die abgespreizte Hüftbeugung auch auf der anderen Seite. Beide Beine sollen gleich gut beweglich sein.

Hinweis

Ist diese gebeugte Spreizbewegung nicht seitengleich, so besprechen Sie dies mit Ihrer Kinderärztin.

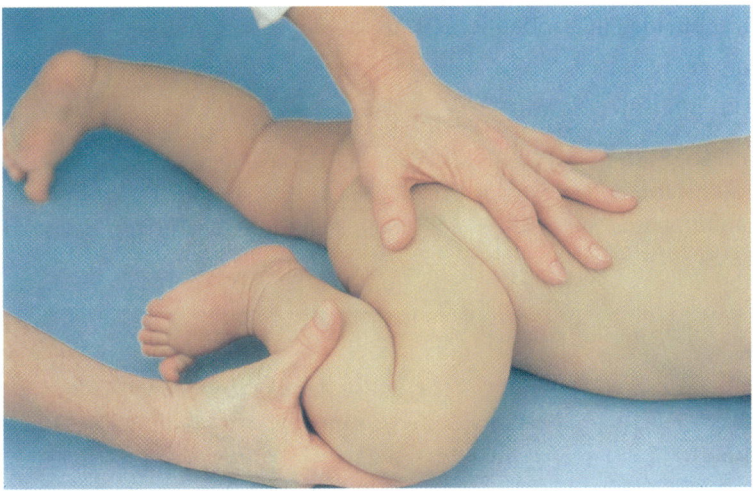

Abb. 27: Die »Beuge-Abspreiz-Bewegung« der Hüften wird rechts und links geprüft.

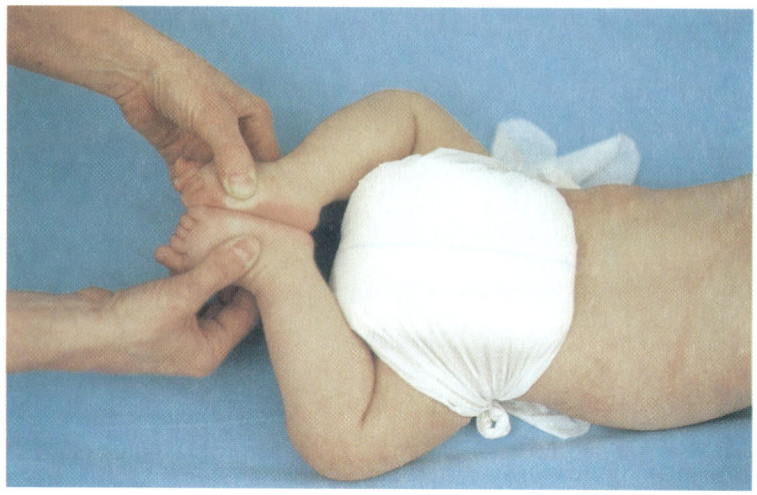

Abb. 28: Die Fußkanten sollen sich berühren.

Die Fußbeweglichkeit

🔹 Die Oberschenkel liegen auseinander, die Unterschenkel sind im Knie rechtwinklig zum Oberschenkel angewinkelt. Beide Füße berühren sich mit den Fußsohlen in der Luft. Halten Sie mit ihrem Daumen die Aussenkante der Füße zusammen. Mit Ihrem Zeige-, Mittel- und Ringfinger streichen Sie die Fußsohlen auseinander, sodass sich die Füße nur noch an den Außenkanten berühren. Beide Füße sollen locker ausstreichbar sein.

Das Collis-Beckenzeichen

🔹 Ihr Kind liegt auf dem Bauch. Spreizen Sie seine Oberschenkel auseinander. Mit einer Hand halten Sie den Po auf die Unterlage (Abb. 29), mit der anderen Hand umfassen Sie beide Füße, sodass sich die Fußsohlen in der Mitte berühren (Abb. 30).

▨▨ **Hinweis** ▨▨

Hebt sich bei dieser Unterschenkelbeugung der Po von der Unterlage ab, so ist dies ein Alarmzeichen! Sie sollten dann unbedingt mit Ihrem Kinderarzt sprechen, der Ihnen dieses so genannte Collis-Becken-Zeichen genauer erläutern wird.

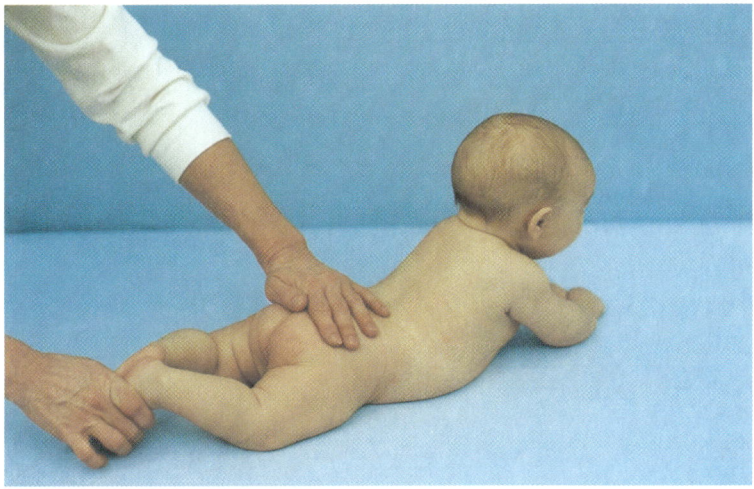

Abb. 29: Mit einer Hand halten Sie den Po auf der Unterlage ...

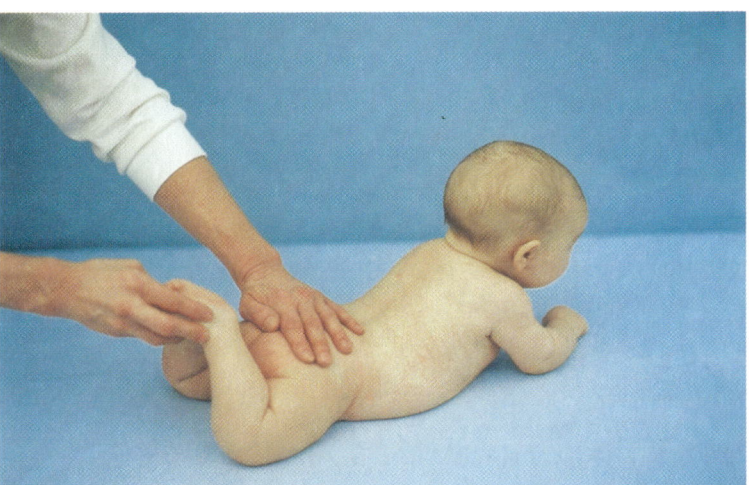

Abb. 30: ... mit der anderen Hand beugen Sie beide Unterschenkel nach oben. Der Po darf sich nicht von der Unterlage abheben.

Heben Sie nun die Füße so weit hoch, bis die Unterschenkel in den Kniegelenken einen rechten Winkel zu den Oberschenkeln bilden. Diese Beugung sollte locker und leicht durchgeführt werden können, ohne dass sich dabei der Po von der Unterlage abhebt.

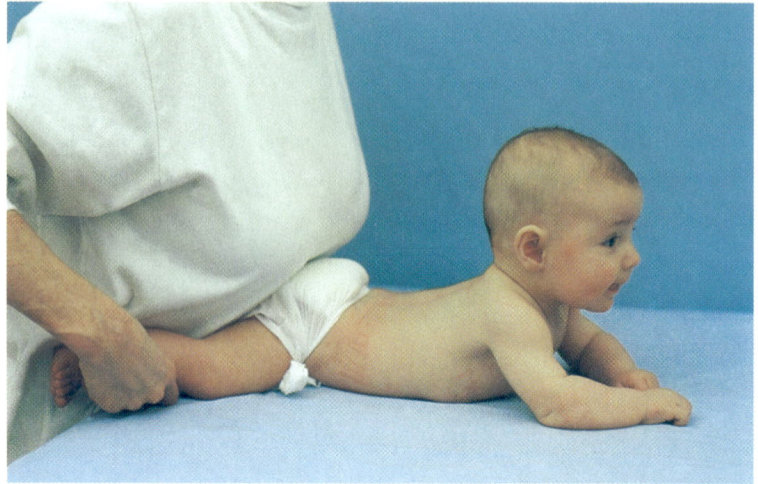

Abb. 31: Die Oberschenkel sind weit abgespreizt, die Knie sehen nach außen. Po und Unterschenkel werden auf der Unterlage gehalten.

Ausgangsstellung der Beine bei den Übungen in Bauchlage

Stellen Sie sich an den Wickeltisch und halten Sie Ihren Säugling mit dem Po an sich heran.

Spreizen Sie die Oberschenkel des Kindes auseinander. Achten Sie darauf, dass seine Knie nach außen sehen. Ziehen Sie Ihr Kind soweit zu sich heran, dass seine Knie am Tischrand liegen.

Drücken Sie mit Ihrem Oberkörper leicht auf den Po des Kindes (Abb. 31). Dadurch bleiben Becken und Oberschenkel auf der Unterlage liegen, und die Beinspreizung wird beibehalten.

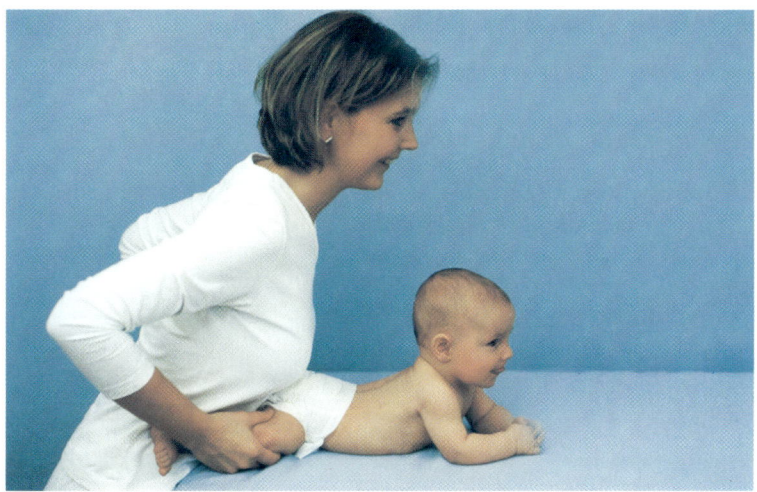

Abb. 32: Richtige Beinhaltung bei den Übungen auf dem Bauch.

Die Unterschenkel sind in den Kniegelenken frei beweglich. Bei den Übungen mit dem Kopf und mit den Armen kann das Kind nun nicht verrutschen, und die normale Beinhaltung wird beibehalten (Abb. 32).

Gymnastik in der Bauchlage im Alter von 3 Monaten

Übungen: Kopfablegen zu beiden Seiten

Mit dieser Übung unterstützen Sie die freie Beweglichkeit des Kopfes, die Ihr Kind nicht von Anfang an beherrscht.

> **Hinweis**
>
> Hat Ihr Kind beim seitlichen Kopfablegen ständig Schwierigkeiten, sprechen Sie mit Ihrer Kinderärztin.

● Ihr Kind liegt vor Ihnen auf dem Bauch. Seine Oberschenkel sind nach rechts und links abgespreizt. Mit einer Hand drehen Sie den Kopf Ihres Kindes zur Seite, mit dem anderen Arm drücken Sie die Wirbelsäule und den Po herunter, damit das Becken und der Rumpf auf dem Tisch liegenbleiben. Halten Sie den hinteren Teil des Kopfes so auf der Unterlage, dass das Kinn des Kindes zur Schulter zeigt (Abb. 33). Achten Sie darauf, dass sich der Po dabei nicht von der Unterlage abhebt und der Oberkörper beim Drehen des Kopfes

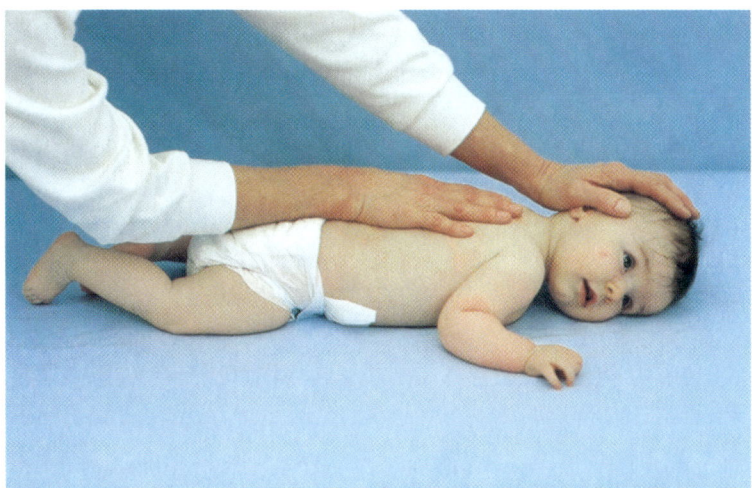

Abb. 33: Mit einer Hand drehen Sie den Kopf des Kindes zur Seite, mit dem anderen Unterarm halten Sie die Wirbelsäule und den Po unten, damit das Becken und der Rumpf auf dem Tisch liegenbleiben.

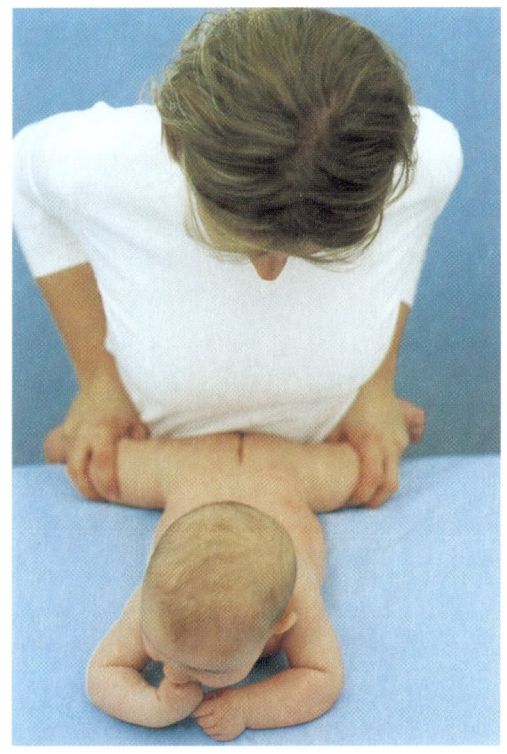

Abb. 34: Po und Oberschenkel bleiben hier gut auf der Unterlage.

gerade liegenbleibt. Die senkrechte Pofalte, die Wirbelsäule und der Nacken sollen eine gerade Linie bilden.

Sollte Ihr Kind bei dieser Übung immer den Po von der Unterlage abheben, so legen Sie Ihr Kind vor sich auf den Tisch und drücken mit Ihrem Brustkorb den Po auf die Unterlage (Abb. 34).

Das Kopfablegen sollte nach beiden Seiten gleichmässig geübt werden. Manchen Kindern fällt diese Übung auf einer Seite schwerer. Auf dieser Seite sollten Sie dann öfter üben (Abb. 35).

Im 1. Lebensjahr lernt der Säugling seinen Körper spielerisch kennen. Dies geschieht durch Betrachten, Betasten und »In-den-Mund-Stecken«.

Deshalb sind alle Übungen auch ein Spiel mit dem Körper.

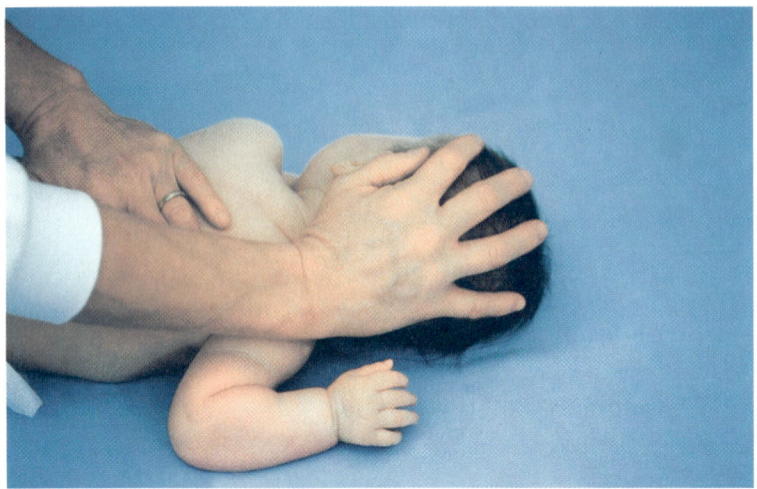

Abb. 35: Hier haben Sie beide Hände frei für das »Kopfablegen«.

Das Hand-Gesicht-Spiel

Durch das Hand-Gesicht-Spiel unterstützen Sie die Handentfaltung, und das Kind entdeckt über die Hand sein Gesicht.

● Legen Sie sich mit Ihrem Oberkörper zwischen den auseinandergespreizten Oberschenkel locker auf den Po oder halten Sie mit Ihrem Unterarm den Oberkörper des Kindes (Abb. 36).

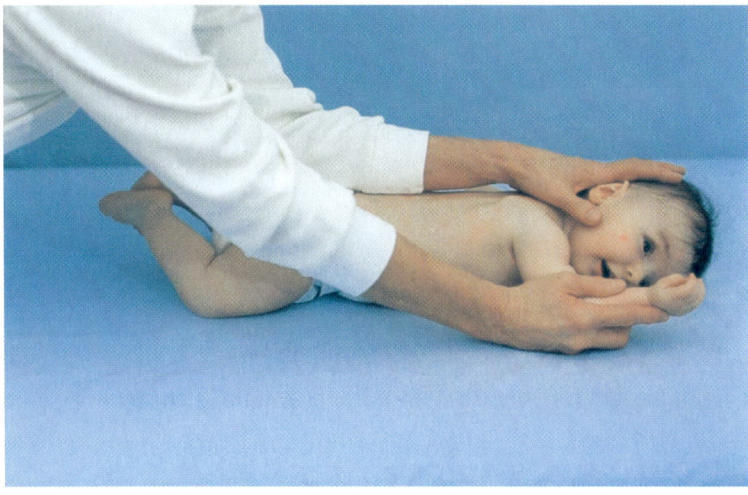

Abb. 36: Hier wird der Arm des Kindes am Ellbogen zum »Hand-Gesicht-Spiel« hochgenommen.

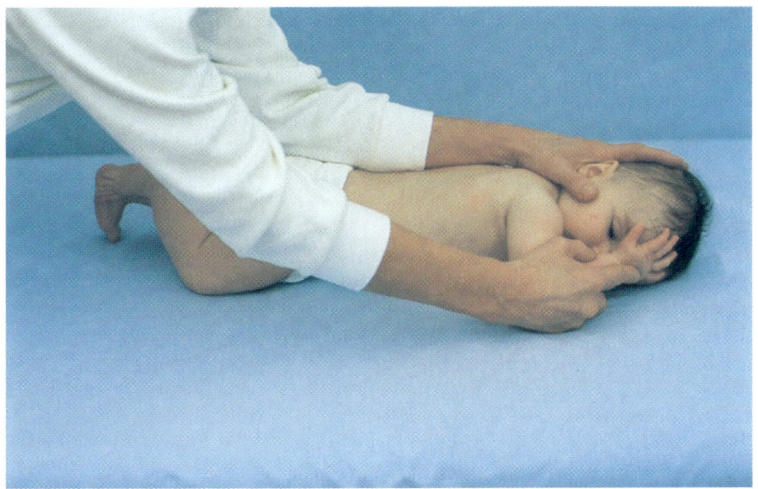

Abb. 37: Das »Hand-Gesicht-Spiel« beginnt. Die Hand öffnet sich. Das Kind spürt sein Gesicht.

Eine Hand hält den Hinterkopf des zur Seite gedrehten Kopfes, die andere Hand umfasst den Arm des Kindes am Ellbogen. Daumen und Zeigefinger halten den Unterarm des Kindes (Abb. 37). Nehmen Sie jetzt den Arm des Kindes so hoch, dass es seine Handinnenfläche sehen kann. Streichen Sie mit der Hand des Kindes über sein Gesicht. Dabei sollte sich seine Hand ganz öffnen. Bei manchen Kindern öffnet sich die Hand nicht so schnell. Mit leichtem Druck Ihres Zeigefingers auf den Handrücken des Kindes beim Herunterstreichen können Sie die Öffnung der Hand erleichtern.

Übungen zum Aufrichten des Oberkörpers und des Kopfes

Bevor Sie das Aufrichten des Oberkörpers und des Kopfes üben, sollten Sie folgendes beachten:

🔹 *Richtige Armhaltung:* Legen Sie Ihr Kind, wie auf S. 68 beschrieben, vor sich auf den Tisch. Umfassen Sie beide Ellbogen des Kindes, und strecken Sie seine Arme locker nach vorne. Die Handinnenflächen des Kindes sollen einander zugewandt sein; die Daumen zeigen nach oben. Nur in dieser Armhaltung kann sich Ihr Kind auf die Unterarme aufstützen und den Kopf heben (Abb. 38).

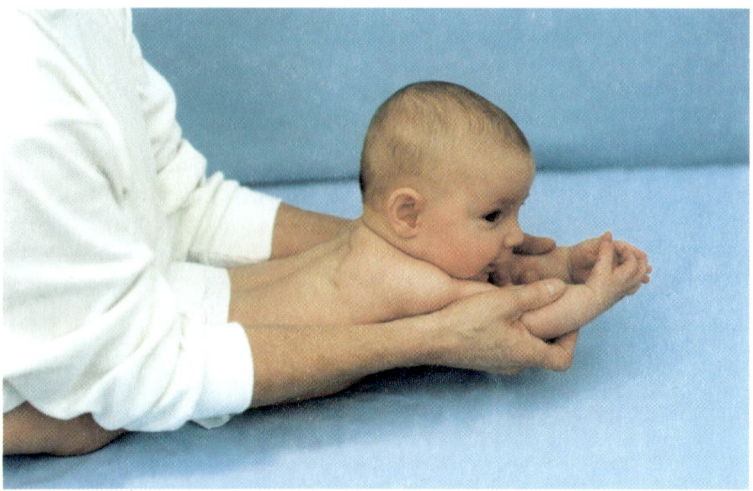

Abb. 38: Die richtige Armhaltung. Die Handinnenflächen sehen zueinander, die Daumen zeigen nach oben. Die Aufrichtung ist möglich.

● *Falsche Armhaltung:* Einige Kinder drehen bei dieser Streckbewegung die Arme nach innen, d. h., die Handrücken sind einander zugewandt; die Hände sind gefaustet, und die Daumen sind manchmal noch in die Hand eingeschlagen und sehen zur Unterlage.

Mit dieser Armhaltung ist es dem Kind unmöglich, sich auf die Unterarme zu stützen und den Kopf zu heben (Abb. 39).

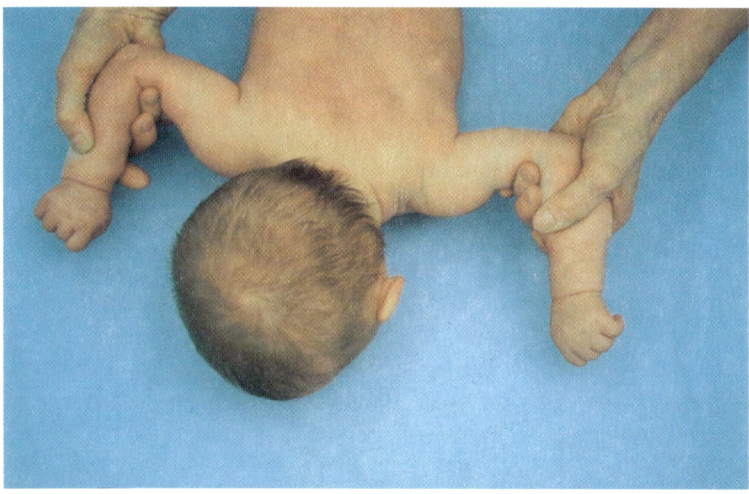

Abb. 39: Die falsche Armhaltung. Die Handrücken sehen zueinander, die Daumen sind eingeschlagen. Die Aufrichtung ist nicht möglich.

Bei den nächsten Übungen sollen Sie **dringend** darauf achten, dass die Arme in der richtigen Haltung sind.

Sollte es Ihrem Kind schwerfallen, die Arme nach oben zu halten und sollte es große Schwierigkeiten mit der richtigen Armhaltung haben, dann sprechen Sie mit Ihrem Kinderarzt darüber.

Das Händeöffnungsspiel als Übung zum Kopfheben und zum Nackenstrecken

Diese Gymnastik betrifft gleichzeitig die Aufrichtung von Hals- und Brustwirbelsäule und die Streckung der Nackenmuskulatur.

● Ihr Kind liegt wie in Abb. 32 vor Ihnen auf dem Wickeltisch. Sie legen Ihren Oberkörper wieder zwischen seine auseinandergespreizten Oberschenkel und halten somit den Po auf der Unterlage. Die Unterschenkel sollen sich in den Kniegelenken frei bewegen.

Jetzt strecken Sie die Ellbogen Ihres Kindes leicht nach vorne und führen beide Arme zusammen. Achten Sie unbedingt darauf, dass die Handinnenflächen einander zugewandt sind und die Daumen nach oben zeigen.

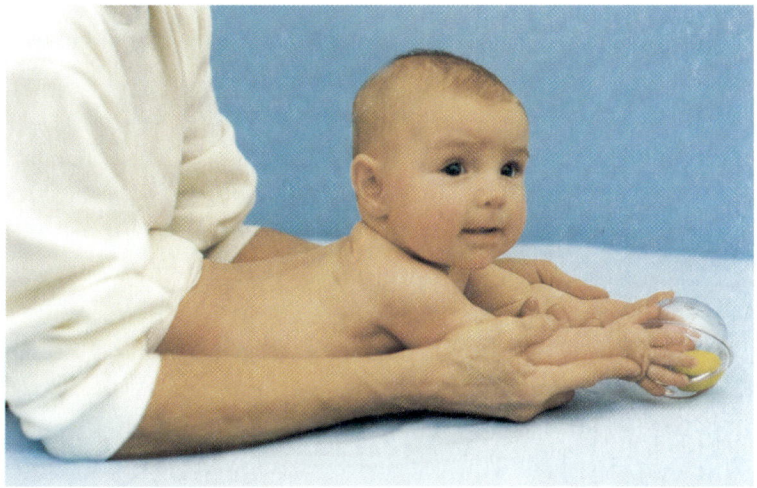

Abb. 40: Durch das »Händeöffnungsspiel« richtet sich der Kopf des Kindes auf, und die Hände öffnen sich.

Vorne halten Sie die Arme so weit zusammen, dass sich die Hände berühren. Dabei wird die Brust des Kindes automatisch hochgehoben. Nun spielen Sie mit den Händen des Kindes. Reiben Sie die Hände aneinander, bis sie sich ganz öffnen (Abb. 40). Dabei kann das Kind auch ein Spielzeug mit den Händen betasten. Ihr Säugling hebt den Kopf bei diesem Spiel von selbst hoch und streckt dabei seine Nackenmuskulatur.

Spezielle Übung für eingeschlagene Daumen

Bei einigen Kindern öffnen sich die Finger, nur der Daumen bleibt nach innen eingeschlagen (Abb. 41).

Zum Greifen benötigt das Kind jedoch unbedingt seinen Daumen, der frei beweglich sein muss.

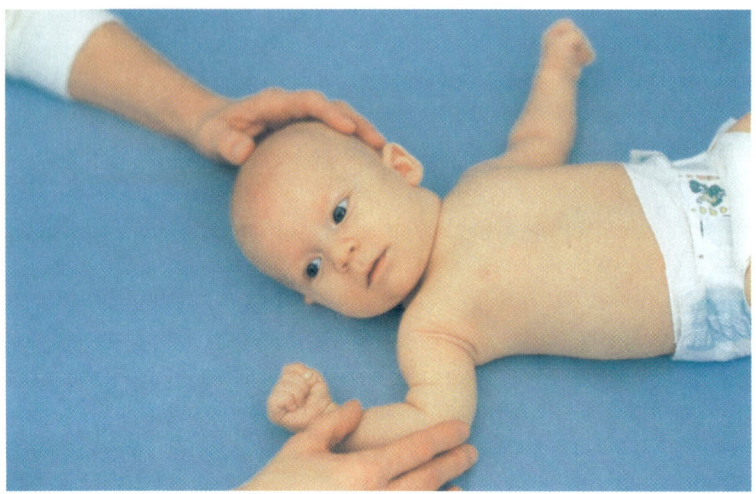

Abb. 41: Hier ist der Daumen in der Hand eingeschlagen.

> **Hinweis**
>
> Sollte Ihr Säugling bei der Spielübung zum Handöffnen seinen Daumen immer nach innen halten, zeigen Sie es Ihrer Kinderärztin.

Ihr Kind liegt wie bei Abb. 32 auf dem Bauch.

● Nehmen Sie jeweils einen Arm Ihres Kindes am Ellbogen, strecken sie leicht nach vorne. Halten Sie den Ellbogen Ihres Kindes so gedreht, dass

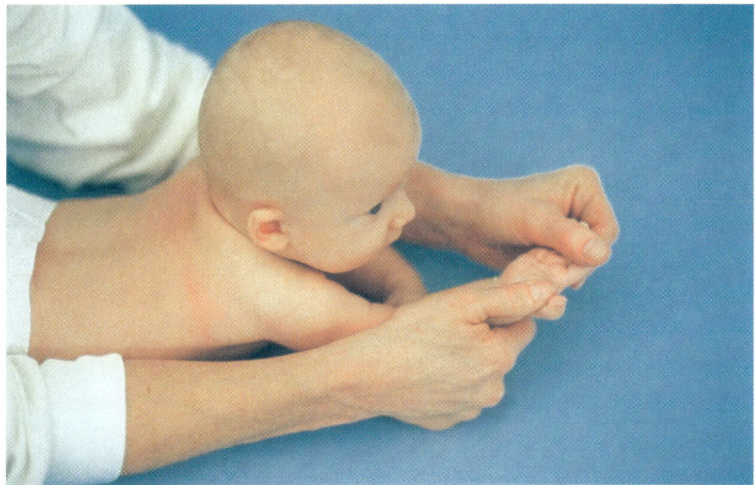

Abb. 42: Übung gegen eingeschlagene Daumen. Der Arm des Kindes wird am Ellbogen so gestreckt, nach vorne gedreht gehalten, dass die Handfläche zur Mitte sieht. Nun kann der Daumen nach oben aus der Hand gestrichen werden.

der Daumen nach oben zeigen kann. Nun streichen Sie mit dem Daumen Ihrer freien Hand den Daumen des Kindes aus seiner Hand heraus, sodass er nach oben zeigt (Abb. 42).

Die Aufrichtungsübung

Bei dieser Übung in Bauchlage sollen Nacken- und Rumpfmuskulatur gestreckt werden.

Im Alter von 3–4 Monaten kann Ihr Kind die Brust schon ein bisschen von der Unterlage abheben. Diese erste Aufrichtung und Streckung können Sie mit dieser Gymnastik unterstützen.

● Mit einer Hand halten Sie den Po Ihres Kindes so fest, dass Becken und Oberschenkel auf der Unterlage liegenbleiben. Mit der anderen Hand unterstützen Sie die Arme des Kindes und halten Sie so zusammen, dass sich seine Hände berühren. Heben Sie nun die Arme des Kindes so hoch, dass die Brust von der Unterlage abgehoben ist (Abb. 43). Dadurch hält Ihr Kind den Kopf hoch, die Wirbelsäule wird bis zum Brust-Schulter-Bereich gestreckt.

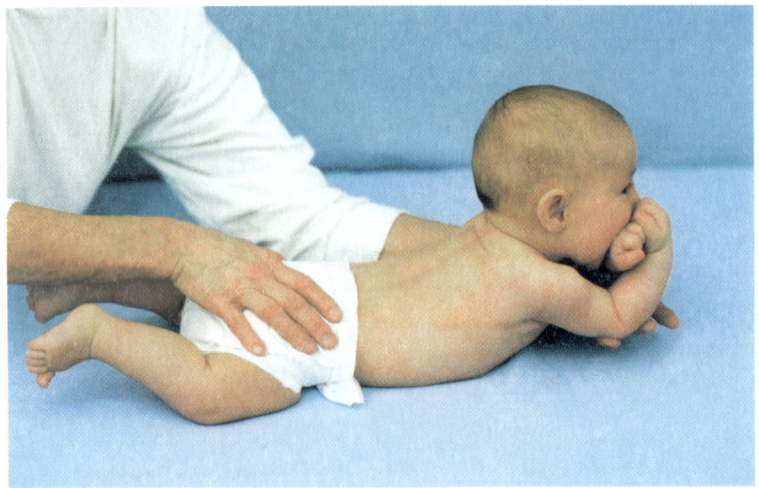

Abb. 43: Die Aufrichtungsübung. Hier werden beide Arme des Kindes und seine Brust von der Unterlage abgehoben. Die Nacken- und Rumpfmuskulatur streckt sich, der Po wird auf der Unterlage gehalten.

Gezielte Fußgymnastik

Schon mit 3 Monaten können Sie mit Ihrem Kind die für dieses Alter geeignete Fußgymnastik machen.

Ihr Säugling liegt in Bauchlage auf dem Wickeltisch. Sie wissen schon, dass Becken und Oberschenkel auf der Unterlage liegen und die Oberschenkel abgespreizt sind. Die Unterschenkel sind nach oben gebeugt, so dass sie im Kniegelenk einen rechten Winkel zum Oberschenkel bilden. Die Knie liegen weit auseinander (Abb. 44).

● Halten Sie nun die Fußsohlen aneinander. Mit Ihren Mittelfingern halten Sie die Fersen und die Fußaußenkanten, mit Ihren Zeigefingern die kleinen Zehen zusammen (Abb. 45). Nun streichen Sie mit Ihren Daumen die Großzehenballen auseinander, so dass sich die Füße nur noch an den Außenkanten berühren.

Tipp für Eltern

Sie unterstützen so bei Ihrem Kind die Ausbildung des Fußgewölbes und beugen Knick-Senk-Füßen vor.

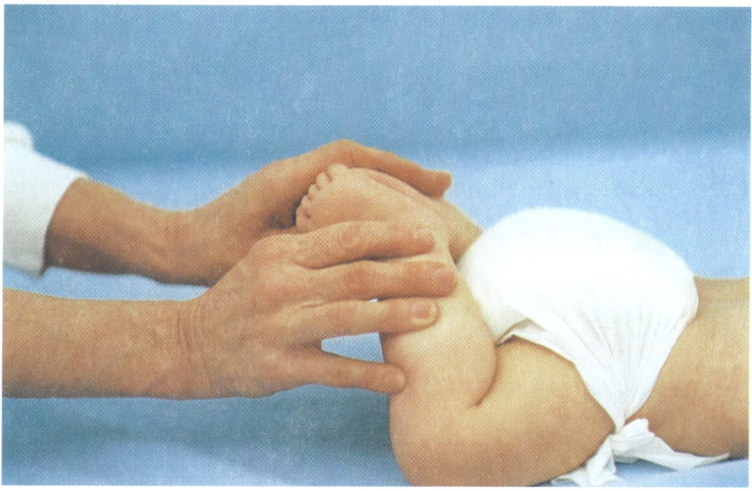

Abb. 44: Gezielte Fußgymnastik. Beachten Sie das aufliegende Becken und die abgespreizten Oberschenkel. Die Unterschenkel werden nach oben gebeugt, die Fußsohlen sollen sich berühren.

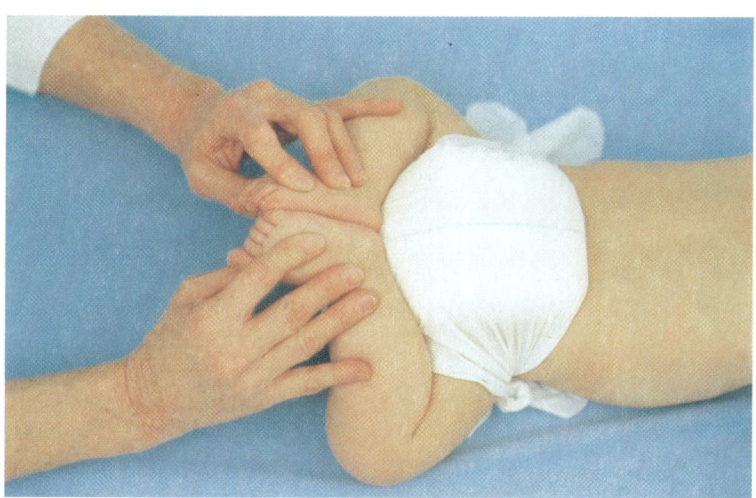

Abb. 45: Beachten Sie den »Fersen-Fußaußenkanten-Großzehenballen-Griff«.

Bauchlagegymnastik auf dem Schoß

Die Handspiele und Kopfhebeübung können Sie auch auf Ihrem Schoß machen. Dann benötigen Sie keinen Tisch. Setzen Sie sich dabei auf einen Stuhl oder mit gestreckten Beinen auf den Boden.

Jedesmal wenn Sie Ihren Säugling auf dem Schoß haben, können Sie die Hände spielerisch aneinander reiben, damit sie sich öffnen.

Machen Sie diese Spiele vor einem Spiegel, dann haben Sie eine Sichtkontrolle. Ihr Baby sieht sich im Spiegel und ist angeregt seinen Kopf zu heben, der Spaß ist dabei größer.

Ihr Baby liegt dabei bäuchlings auf Ihren Oberschenkeln.

Achten Sie darauf, dass ein Oberschenkel von Ihnen höher steht. Dort sollte Ihr Kind mit seinen Armen liegen. Dadurch verlagern Sie das Körpergewicht des Kindes auf sein Becken und seine Beine, dies erleichtert ihm sein Kopfabheben.

Das Ellbogenstützspiel

● Dabei halten Sie die gebeugten Ellbogen des Säuglings in Ihren Händen. Führen Sie die Arme nach vorne, sodass beide Hände aneinander sind, aber die Ellbogen in Ihren Händen gestützt bleiben. Führen Sie die Hände des Kindes vor seinen Mund. Es nimmt sie in den Mund. Dies erleichtert ihm das Vorstrecken der Arme (Abb. 46).

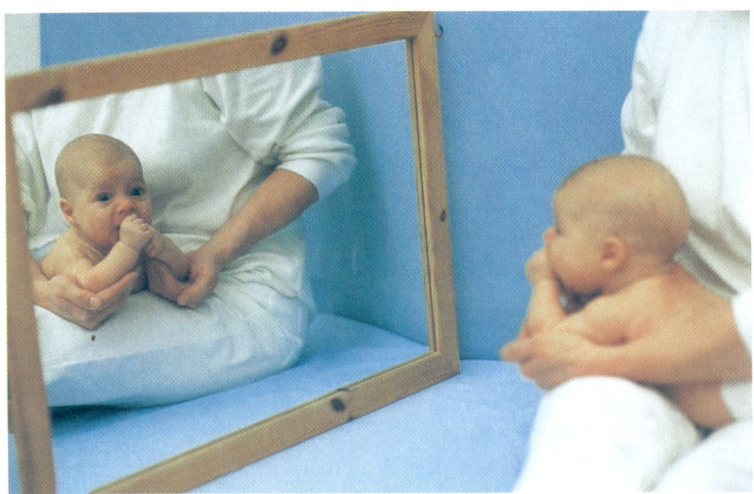

Abb. 46: Beim »Ellbogenstütz-Spiel« sollen die Hände vor dem Mund sein.

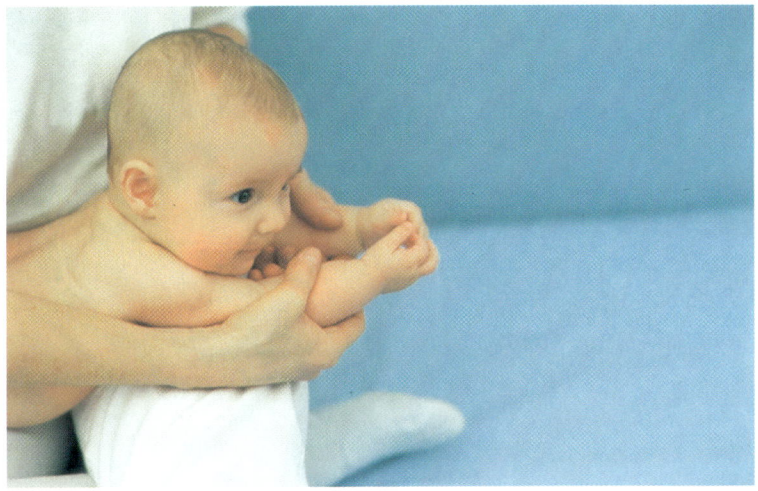

Abb. 47: Die Hände öffnen sich beim Hand-Hand-Spiel.

Das Hand-Hand-Spiel

● Nehmen Sie die Ellbogen des Kindes nach vorne und führen Sie beide Hände des Kindes zusammen. Achten Sie darauf, dass die Handflächen des Kindes sich gegenseitig berühren. Reiben Sie nun die Hände aneinander, bis sie sich öffnen. Automatisch hebt das Kind seinen Kopf und kräftigt seine Nackenmuskulatur.

Die Handentfaltungsübung

● Nehmen Sie einen Arm Ihres Kindes am Ellbogen gestreckt nach vorne. Halten Sie den gestreckten Ellbogen mit Daumen Ihres Kindes so gedreht, dass die Handfläche zum Kind sieht. Nun streichen Sie mit dem Daumen Ihrer freien Hand, die Handfläche und Finger des Kindes auseinander (Abb. 48).

Tipp für Eltern

Dies erleichtert Ihrem Kind feine Handbewegungen.

Die Beinbeweglichkeitsübung

● Ihr Baby liegt auf Ihren Oberschenkeln. Mit einer Hand halten Sie den Ellbogen nach vorne oder den Po des Kindes auf Ihrem Oberschenkel, mit der anderen Hand beugen Sie das Knie zur Seite an (Abb. 49).

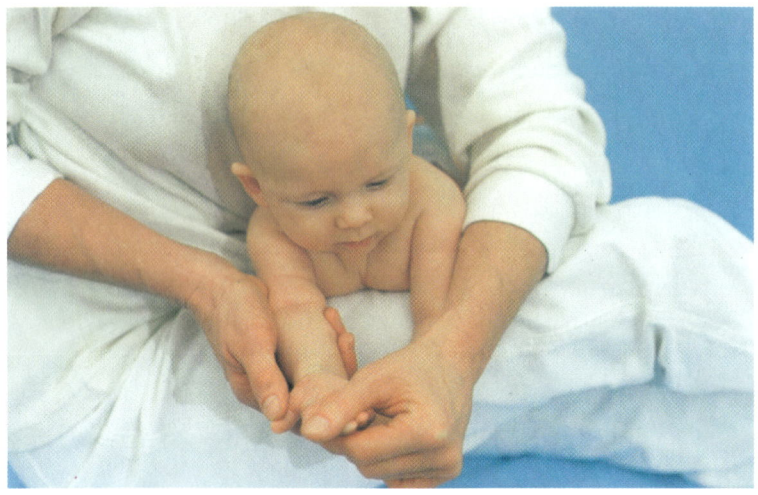

Abb. 48: Bei der Handentfaltungsübung sieht die Hand-Innenfläche nach oben.

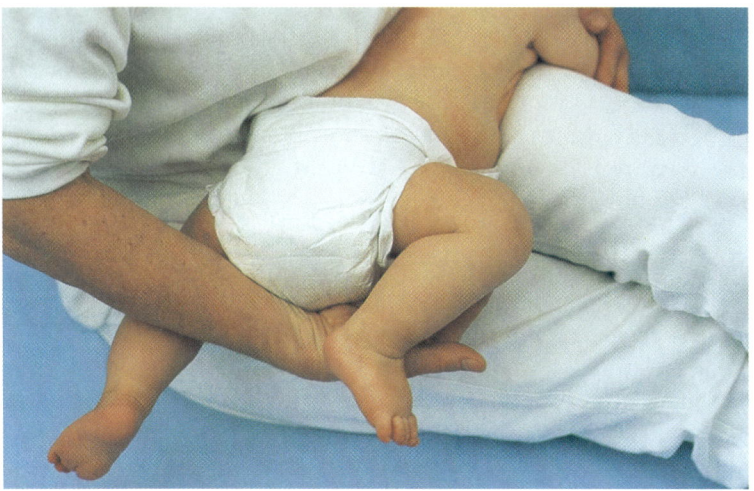

Abb. 49: Die Beine werden abwechselnd zur Seite abgespreizt und gebeugt.

Tipp für Eltern

Sie trainieren dabei schon die seitliche Beugebewegung für das Robben. Üben Sie abwechselnd beide Beine.

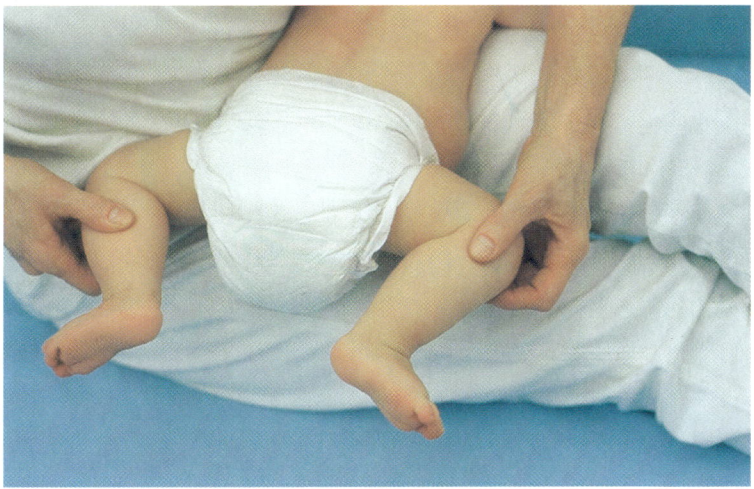

Abb. 50: Beide Hüften werden gleichzeitig zur Seite gespreizt.

Beidseitige Hüftabspreizübung

● Lassen Sie Ihr Kind noch auf dem Schoß liegen. Das Becken des Kindes liegt auf Ihrem Oberschenkel. Spreizen Sie beide Oberschenkel des Kindes zur Seite auseinander, sodass die Knie nach außen sehen. Umfassen Sie nun beide Beine an den angewinkelten Knien. Spreizen Sie beide Beine gleichzeitig auseinander und achten Sie auf die Bewegung der Füße des Kindes. Es bewegt beide Füße wie die Knie nach außen.

Tipp für Eltern

Dabei werden Hüfte und Füße beweglich (Abb. 50).

Schoßgymnastik auf dem Rücken

Setzen Sie sich so, dass Sie sich mit dem Rücken anlehnen können und Ihre Beine in Hüfte und Knie angewinkelt sind – am besten auf dem Boden.

Ihr Baby liegt auf Ihren Oberschenkeln. Sein Kopf wird durch Ihre Knie untersützt (Abb. 51).

● Beugen Sie nun die Beine des Babys in Hüfte und Knie und spreizen Sie seine Oberschenkel so weit auseinander, dass sich die Fußsohlen berühren. Durch Ihren Oberkörper werden die Beine des Kindes in der altersentsprechenden Beinhaltung gehalten.

Wenn Sie Ihr Kind so auf den Schoß nehmen, benötigen Sie weder Tisch noch Matte und haben unmittelbaren Körper- und Blickkontakt mit dem Kind.

Bei den folgenden Übungen helfen Sie Ihrem Kind spielerisch seine Arme zielgerichtet zu bewegen.

Damit spürt und begreift es sein eigenes Gesicht, seinen eigenen Körper, aber auch Ihr Gesicht und seine nächste Umgebung.

Durch das Streichen lockern sich seine Hände, sie können sich schneller öffnen.

Das Hand-Hand-Spiel

● Umfassen Sie die Arme des Babys an den Ellbogen und patschen Sie seine Hände zusammen.

Reiben Sie die Hände des Babys solange aneinander, bis sie sich locker öffnen (Abb. 51). Achten Sie darauf, dass die Handinnenflächen aneinander sind.

Das Hände-Muttergesicht-Kontaktspiel

● Halten Sie die Arme des Babys wieder an den Ellbogen, und führen Sie nun seine geöffneten Hände an Ihr Gesicht (Abb. 52). Streichen Sie mit den Händen des Kindes über Ihre Haare, Augen, Wangen, die Nase und den Mund.

Sie werden feststellen, dass Ihr Baby es genießt, Ihr Gesicht zu »begreifen«. Auch Sie werden Spaß haben, seine Hände zu spüren.

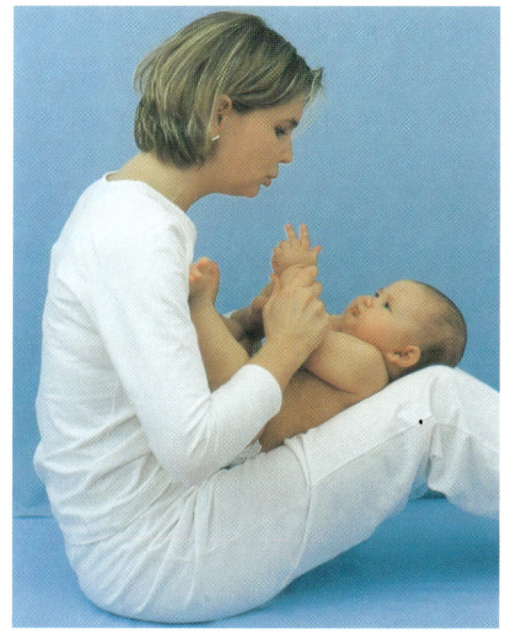

Abb. 51: Das »Hand-Hand-
Spiel«. Die Hände öffnen sich.

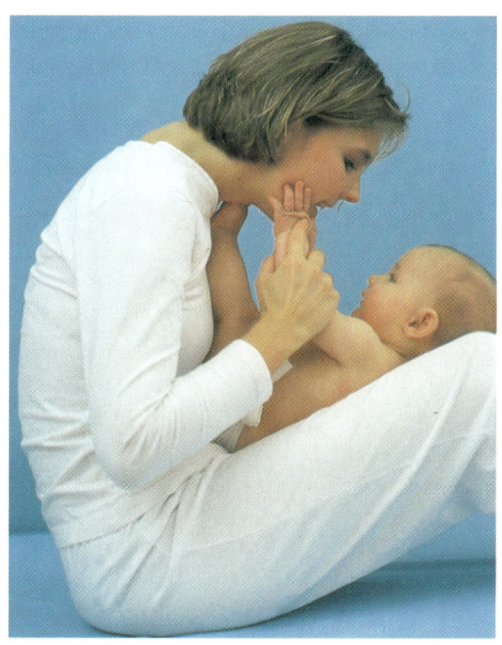

Abb. 52: Das »Hände-Muttergе-
sicht-Kontaktspiel«. Über seine
geöffneten Hände begreift das
Kind Ihr Gesicht.

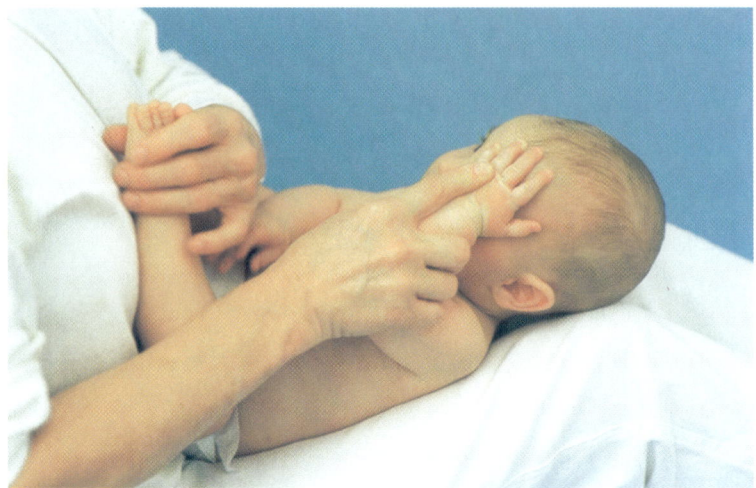

Abb. 53: Das »Hand-Babygesicht-Spiel«. Der Arm des Kindes wird am Ellbogen hoch-genommen. Die Hand öffnet sich.

Das Hand-Babygesicht-Spiel

● Die Beine des Kindes bleiben weiterhin abgespreizt und angewinkelt. Führen Sie nun einen Arm des Babys, am Ellbogen gehalten, zu seinem Kopf hoch. Achten Sie darauf, dass der Arm so hochgeführt wird, dass die Handinnenfläche den Kopf berührt. Der Daumen des Kindes sieht dabei von Ihnen weg. Streichen Sie nun die Babyhand über sein ganzes Gesicht. Die Hand soll sich dabei öffnen (Abb. 53).

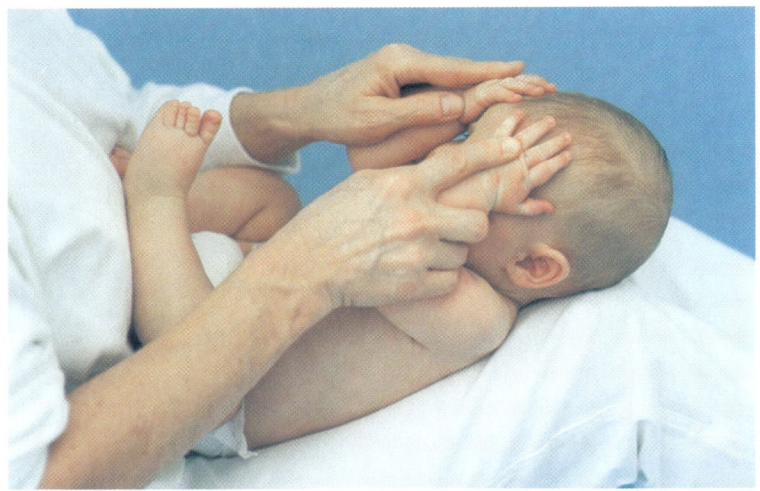

Abb. 54: Das »Hände-Babygesicht-Spiel«. Beide Arme werden an den Ellbogen hochgenommen. Beide Hände öffnen sich.

Das Hände-Babygesicht-Spiel

● Wenn Sie die Übung einzeln, mit beiden Armen abwechselnd, gemacht haben und beide Arme gleich locker sind, dann versuchen Sie es mit beiden Armen gleichzeitig (Abb. 54).

Die Fußübungen auf dem Schoß

Ihr Kind liegt, wie auf Abb. 55 gezeigt, auf Ihren Oberschenkeln. Spreizen Sie die Oberschenkel Ihres Babys auseinander und beugen Sie seine Beine in Hüfte und Knie an, so dass sich die Fußsohlen des Kindes vor seinem Körper berühren (Abb. 56). Die Fersen und Außenkanten seiner Füße sollen bei dieser Übung aneinandergehalten werden.

Hinweis

Ihr Baby kann in die Fußflächen hineinsehen.

Mit diesen Fußübungen stärken Sie das für das spätere Laufen wichtige Fußgewölbe. Außerdem verstärken Sie damit die späteren Belastungspunkte für das Stehen und Gehen.

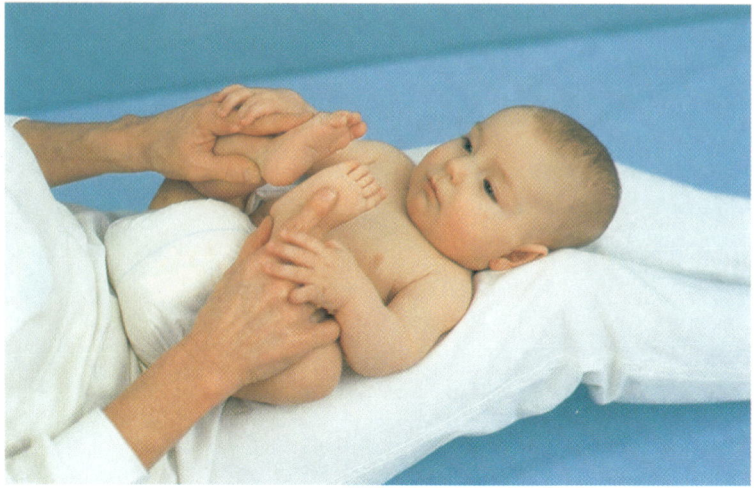

Abb. 55: Fußübungen auf dem Schoß. Beachten Sie die gebeugten Beine vor dem Körper. Die Fußsohlen werden aneinander gehalten.

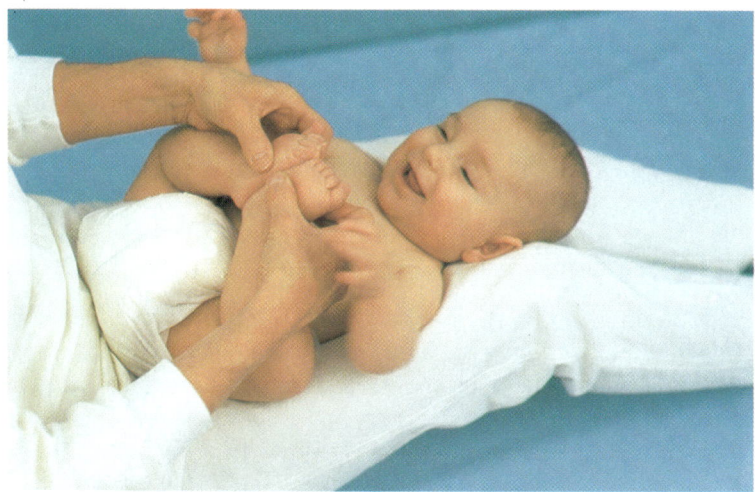

Abb. 56: Beachten Sie den »Fersen-Fußaußenkanten-Großzehenballen-Griff«. Das Kind sieht in die Fußflächen hinein.

Wie Sie die normale Rückenlage am Ende des 3./Anfang des 4. Monats bei Ihrem Säugling am besten beurteilen

Beachte die Greifbewegungen von Händen und Füßen vor dem Körper in Abb. 57 (s. auch Meilensteine S. 44).

Auch in Rückenlage gibt es Gymnastik, welche die normale Bewegungsentwicklung Ihres Kindes unterstützt.

Ziehen Sie Ihren Säugling aus und legen Sie ihn vor sich auf den Rücken. Beobachten Sie zunächst, was Ihr Kind in diesem Alter schon alles kann. Sie werden als erstes feststellen, dass es Sie anschaut und lacht. Nun betrachten Sie den Körper und beginnen beim Kopf.

Den **Kopf** hält der Säugling in der Mitte und kann ihn nach rechts und links frei drehen, ohne dass sich der Rücken von der Unterlage abhebt.

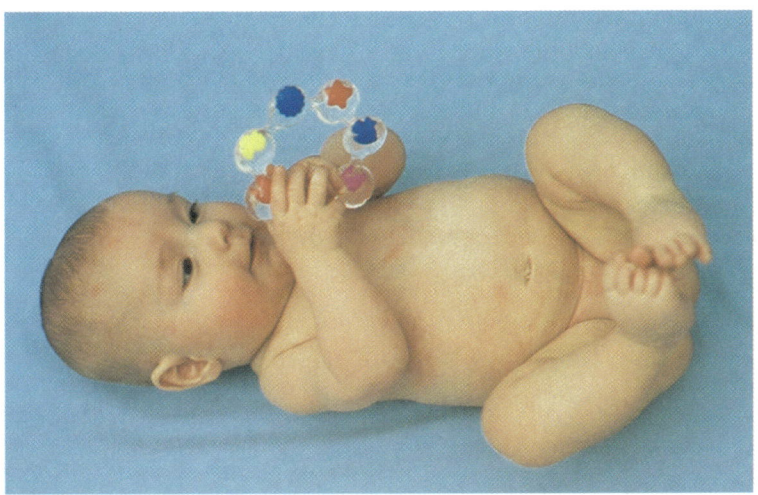

Abb. 57: Die normale Rückenlage am Ende des 3./Anfang des 4. Monats. Beachten Sie die Greifbewegungen von Händen und Füßen. »Auge-Mund-Koordination«.

Sie können die Kopfdrehung auf folgende Weise prüfen:

● Halten Sie Ihrem Kind eine Rassel so vor das Gesicht, dass es sie sehen und danach greifen kann. Fixiert Ihr Kind die Rassel, dann bewegen Sie

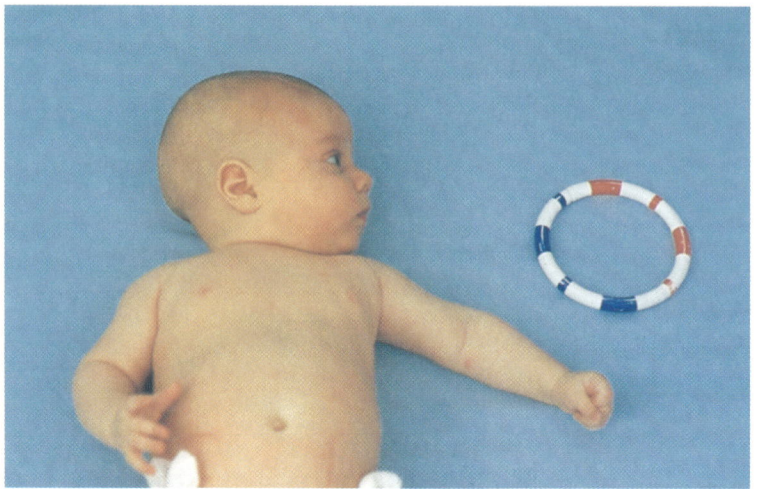

Abb. 58: Prüfen Sie die Kopfdrehung nach rechts und nach links.

die Rassel 90 Grad zur rechten Seite und 90 Grad zur linken Seite. Sie werden feststellen, dass Ihr Kind die Rassel ansieht und den Kopf zu beiden Seiten dreht, um sie nicht aus den Augen zu verlieren.

Arme. Ihr Kind spielt in diesem Alter schon viel mit seinen Händen vor dem Körper und steckt sie in den Mund. Es versucht, nach einem Spielzeug zu greifen, und kann es halten, wenn man es ihm in die Hand gibt; man spricht dann vom **Auge-Hand-Mund-Zusammenspiel**.

Der **Oberkörper** ist gerade. Auch dies können Sie überprüfen:

Denken Sie sich eine gerade Linie durch die Mitte des Körpers über Nase-Kinn-Brustbein-Bauchnabel und Schambein.

Von dieser Mittellinie aus sollten beide Brusthälften rechts und links gleich stark gewölbt sein.

Bei dem Kind in Abb. 59 verläuft die Linie gerade.

Hinweis

Sollte bei Ihrem Kind die Linie ständig zu einer Seite schief verlaufen, dann sprechen Sie mit Ihrem Kinderarzt.

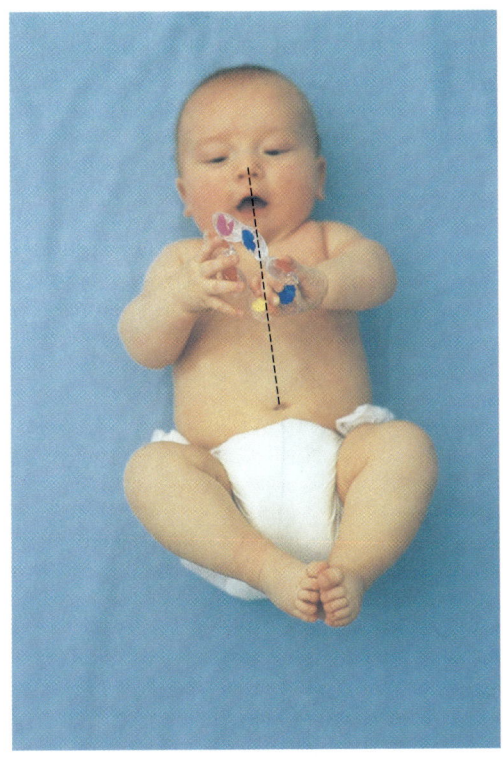

Abb. 59: Bei diesem Kind verläuft die Linie Nase-Kinn-Brust-
bein-Bauchnabel-Schambein gerade.

Rücken und **Po** liegen noch auf der Unterlage.

Die **Beine** sind in Hüfte und Knie angewinkelt, die Oberschenkel sind weit gespreizt.

Überprüfen Sie die Hüft- und Fußbeweglichkeit.

● Legen Sie die Unterschenkel auf die gebeugt abgespreizten Ober-schenkel. Umfassen Sie die Unterschenkel Ihres Babys mit den Händen. Mit Ihren kleinen Fingern drücken Sie die angewinkelten Knie des Kin-des so weit auseinander, dass Sie beide Fußsohlen zusammenführen kön-nen. Mit Ihren Daumen halten Sie die Außenkanten der Füße und die Fer-sen aneinander. Spreizen Sie nun die Beine vor dem Körper des Kindes ab.

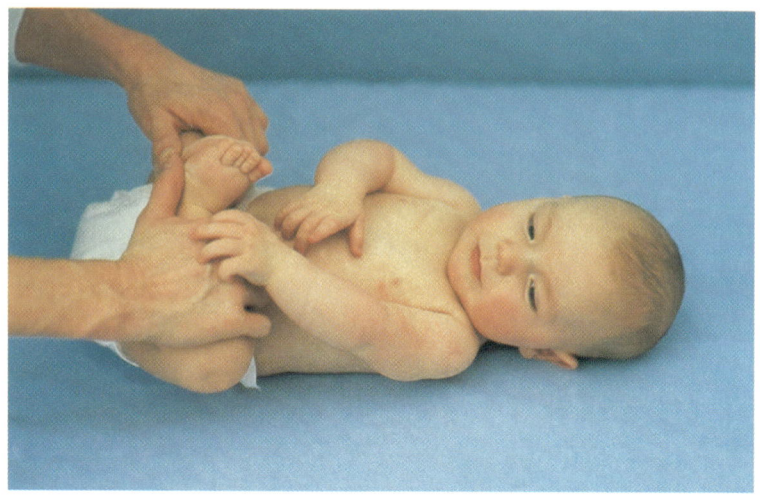

Abb. 6o: Die Unterschenkel sollen beim Abspreizen auf den Oberschenkeln liegen.

Diese Abspreizung soll locker und seitengleich sein, sodass die Füße des Kindes sich locker berühren können. Ihr Kind soll in die Fußflächen hineinsehen können. Die **Füße** berühren sich in der Luft und spielen miteinander.

Sollte die Abspreizfähigkeit der Hüften nicht seitengleich sein, dann sprechen Sie mit Ihrem Kinderarzt.

Gymnastik auf dem Rücken im Alter von 3 Monaten – Übungen zur normalen Arm-Hand-Bewegung

Das Hand-Hand-Zusammenspiel

● Ihr Kind liegt in Rückenlage auf der Wickelkommode. Achten Sie darauf, dass der Oberkörper des Kindes gerade liegt und der Kopf in der Mitte ist. Beugen Sie sich jetzt mit Ihrem Oberkörper über das Kind und stützen Sie Ihre Ellbogen rechts und links neben dem Kind auf, damit Sie es bei der Gymnastik bequem haben. Durch Ihren vorgebeugten Oberkörper bedingen Sie automatisch die altersentsprechende Beinhaltung, die Oberschenkel sind abgespreizt und die Füße berühren sich vor Ihrer Brust.

Fassen Sie die Arme Ihres Kindes an den Ellbogen, und führen Sie seine Hände zusammen. Streichen Sie nun die Hände so lange aneinander, bis sie sich locker öffnen.

Manchmal dauert es etwas länger, bis die Hände sich ganz öffnen. Haben Sie Geduld, Ihr Kind hatte die Hände vor kurzem, wegen des Greifreflexes, noch in fester Fausthaltung und kann Sie noch nicht lange öffnen.

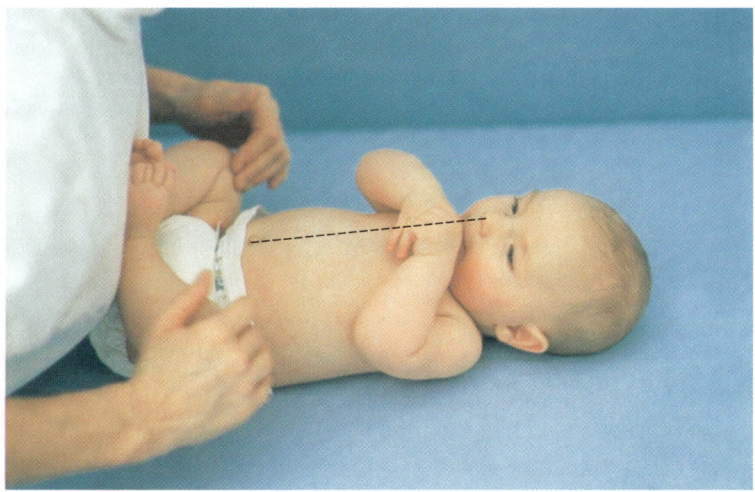

Abb. 61: Altersentsprechende Beinhaltung. Hier ist die Nase-Brust-Bauchnabel-Schambein-Linie gerade.

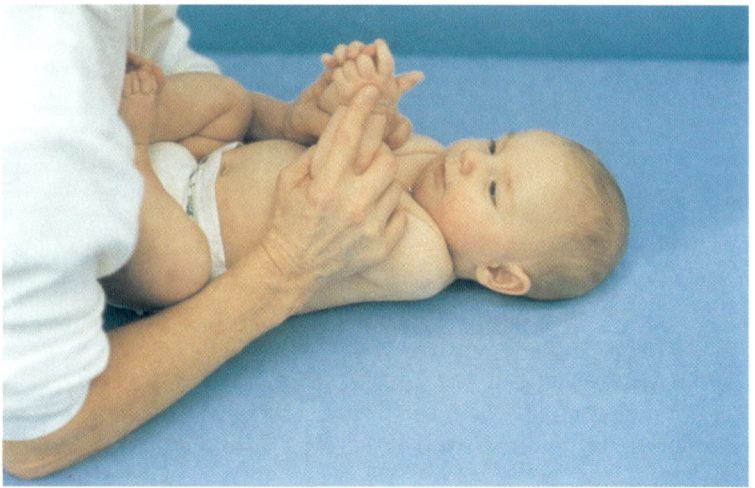

Abb. 62: Das »Hand-Hand-Zusammenspiel«. Die Hände öffnen sich spielerisch.

Wenn Sie mit Ihrem Kind gleichzeitig dabei reden und lachen, freut es sich ganz besonders über seinen Erfolg (Abb. 62).

Hinweis

Drückt Ihr Kind beim Vorbringen der Arme seinen Kopf nach hinten auf die Unterlage, ist dies kein gutes Zeichen. Reden Sie dann dringend mit Ihrer Kinderärztin.

Das Hand-Gesicht-Spiel

Bei diesem Gymnastikspiel nehmen Sie und Ihr Kind die gleiche Grundhaltung ein, wie bei dem vorhergehenden Spiel.

● Umfassen Sie die Arme des Kindes an den Ellbogen, und führen Sie seine Hände zusammen. Dabei umschließt Ihre Hand den Ellbogen ganz. Ihr Daumen liegt auf der Innenseite des Unterarmes. Ihre Mittel- und Zeigefinger unterstützen den Unterarm des Kindes von außen, wobei Ihre Fingerspitzen auf seinem Handrücken liegen (Abb. 63).

Jetzt heben Sie seinen Arm zu seinem Kopf hoch und streichen mit seiner Hand über sein Gesicht. Bei dieser Streichbewegung öffnet sich die Hand

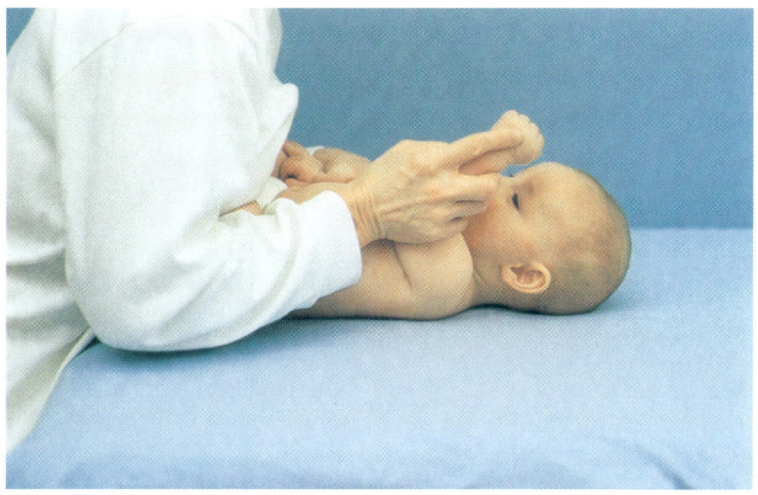

Abb. 63: Der Arm des Kindes wird am Ellbogen zum »Hand-Gesicht-Spiel« hochgenommen.

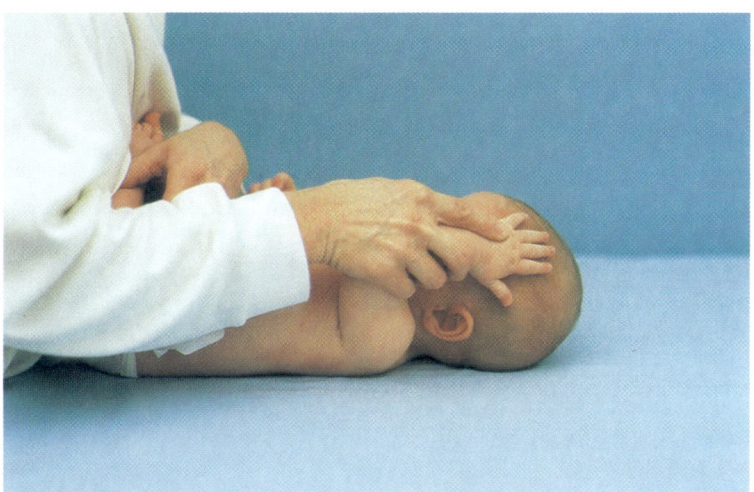

Abb. 64: Die Handinnenfläche sieht zum Gesicht des Kindes. Beim Spiel öffnet sich die Hand.

Ihres Kindes. Wenn Sie mit Ihren Fingerspitzen einen leichten Druck auf die Handrücken ausüben, öffnet sich die Hand noch leichter (Abb. 64).

Achten Sie unbedingt darauf, dass die Handinnenflächen zum Gesicht des Kindes sehen.

Sollte Ihr Kind ständig die Arme nach innen drehen, so dass die Handrücken zum Gesicht sehen, dann müssen Sie dies Ihrem Kinderarzt zeigen.

Das Hand-Gesicht-Spiel mit beiden Händen

Klappt die Übung mit einer Hand gut, dann können Sie mit beiden Armen des Kindes gleichzeitig spielen (Abb. 65).

● Sie heben beide Arme des Kindes hoch zum Kopf, streichen die Hände
über das Gesicht und führen dann beide Hände wieder zusammen. Die
Hände sollen sich leicht öffnen.

Achten Sie darauf, dass auch hier die Handinnenflächen zum Kind hin
geöffnet sind.

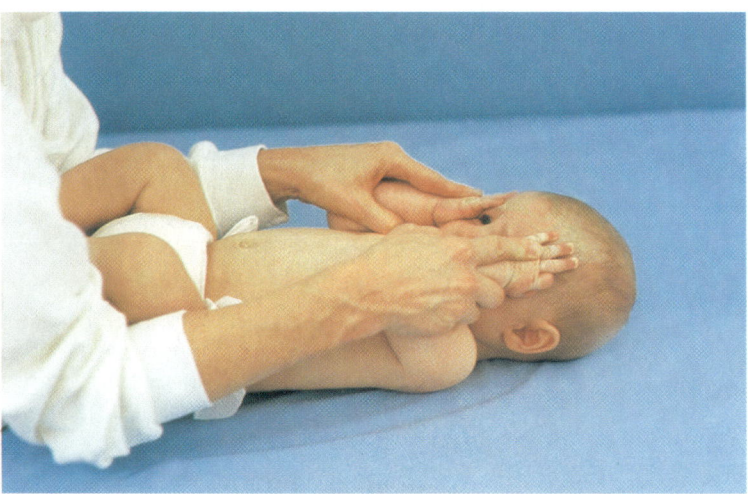

Abb. 65: Das »Hand-Gesicht-Spiel« mit beiden Händen. Beide Arme werden an den
Ellbogen hochgenommen. Beide Hände öffnen sich beim Spiel.

Gymnastik zur Unterstützung der normalen Beinbewegung

Das Fuß-Mund-Spiel

Ihr Kind kann mit 3–4 Monaten die Beine in Hüft- und Kniegelenk gebeugt in der Luft halten. Die Oberschenkel liegen dabei auseinander, so dass die Knie nach außen sehen und die Füße sich berühren.

Diese Beweglichkeit der Beine können Sie im Spiel mit Ihrem Kind unterstützen, wobei es gleichzeitig seine Füße kennenlernt.

● Ihr Kind liegt mit dem Rücken auf dem Tisch vor Ihnen. Kopf und Rumpf sollen dabei gerade liegen. Umfassen Sie die Unterschenkel des Kindes, Ihre kleinen Finger liegen auf der Innenseite der Knie, die Daumen an den Fersen. Ihre Zeigefinger stützen die Außenkanten der Füße und geben einen leichten Druck auf die kleinen Zehen, so dass die Fußflächen zum Gesicht des Kindes sehen – »Kleinzehen-Griff« (Abb. 66).

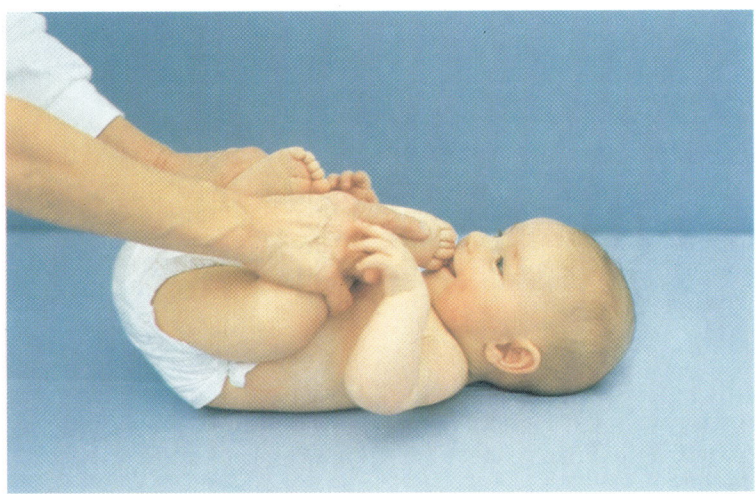

Abb. 66: Das »Fuß-Mund-Spiel«. Sie führen die Zehen des Kindes abwechselnd zum Mund.

Halten Sie jetzt beide Unterschenkel des Kindes vor seinem Bauch, so dass sich die Fußsohlen berühren. Es macht Ihrem Kind großen Spaß, wenn Sie seine Fußsohlen aneinanderklatschen und ihm abwechselnd eine große Zeh zum Mund führen.

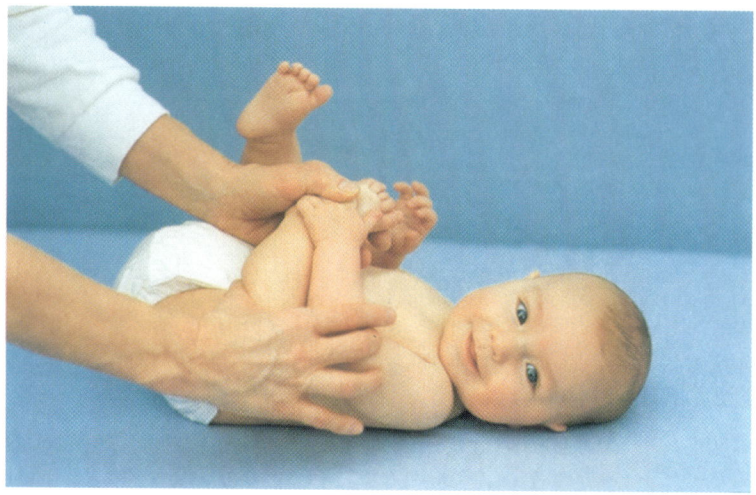

Abb. 67: Der Griff zum »Hand-Fuß-Mund-Spiel«. Unterarm und Unterschenkel des Kindes liegen aneinander, so dass sich Ellbogen und Knie berühren und die Hand des Kindes seinen Fuß hält.

Das Hand-Fuß-Mund-Spiel

Beziehen Sie in dieses Spiel auch noch die Hände mit ein, so lernt Ihr Baby gleichzeitig seine Füße »begreifen«.

● Legen Sie die Hand des Babys um die Außenkante seines Fußes. Sein Unterarm liegt an seinem Unterschenkel, so dass sich Ellbogen und Knie berühren (Abb. 67).

Nun halten Sie mit Ihrer Hand Unterarm und Unterschenkel zusammen. Dabei ist Ihr kleiner Finger am Ellbogen, Ihr Daumen an der Ferse und Ihr Zeigefinger auf dem Handrücken des Kindes (Abb. 68). Führen Sie jetzt das gebeugte Bein nach oben. Mit seiner Hand nimmt das Baby den Daumen und die große Zehe in den Mund (Abb. 69).

Führen Sie abwechselnd den rechten oder den linken Fuß zum Mund. Beide Beine bleiben stets gebeugt und abgespreizt.

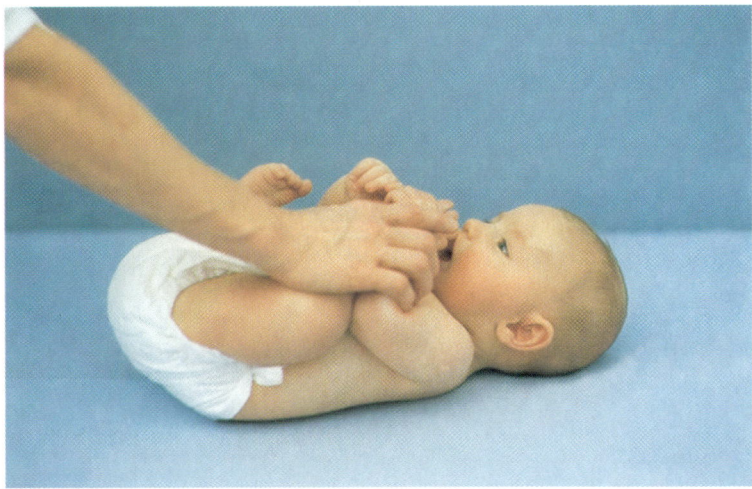

Abb. 68: Das »Hand-Fuß-Mund-Spiel«. Mit seiner Hand nimmt das Baby die große Zehe in den Mund.

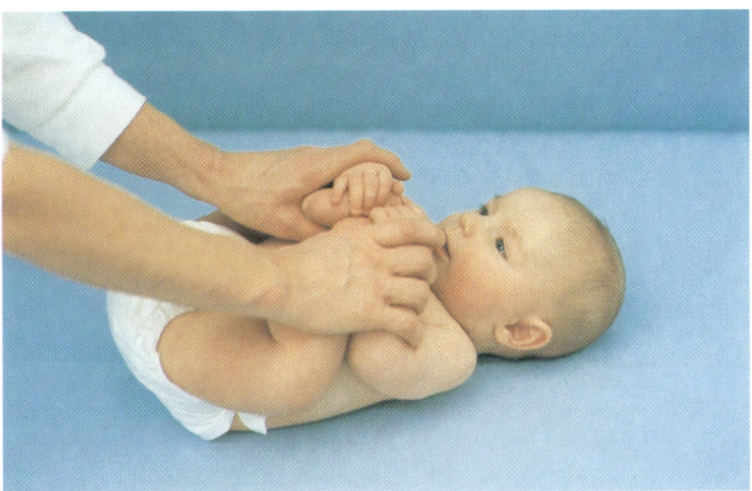

Abb. 69: Das Baby hält beide Füße. Abwechselnd wird der rechte und der linke Fuß zu seinem Mund geführt.

Hinweis

Wenn Sie die Arme zu den Beinen an den Ellbogen des Kindes vorziehen und Ihr Baby dabei den Kopf nach hinten in die Unterlage bohrt, so dass das Kinn nicht mehr auf der Brust liegt, dann sollten Sie dringendst zum Kinderarzt gehen. Denn dies ist, wie Ihr Kinderarzt weiß, nicht normal.

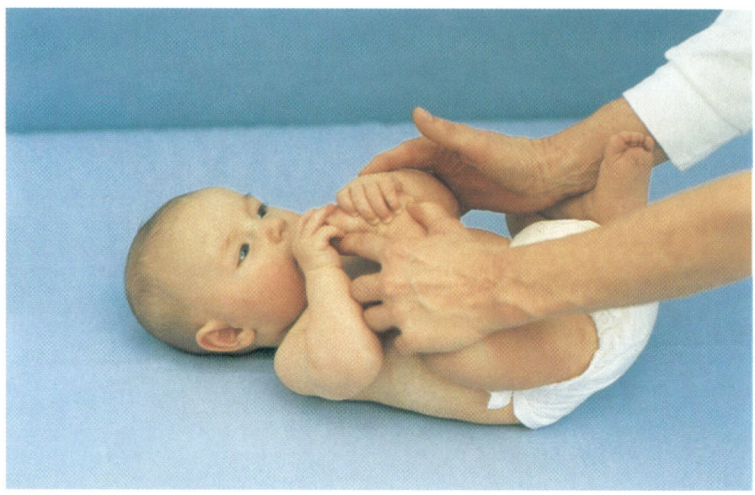

Abb. 70: Hand-Fuß-Mund-Spiel diagonal: Rechte Hand und linker Fuß oder linke Hand und rechter Fuß liegen aneinander.

Hand-Fuß-Mund-Spiel diagonal

● Halten Sie einen Arm am Ellbogen und nehmen Sie das gegenüberliegende gebeugte Bein am Unterschenkel. Führen Sie nun Hand und Fuß vor dem Körper zusammen. Wiederholen Sie dies mit der Gegenseite. Einmal rechte Hand linker Fuß, dann linke Hand rechter Fuß. Dies erleichtert ihm das Zusammenspiel beider Körperhälften.

Das Auge-Hand-Fuß-Spiel mit leicht angehobenem Kopf

Ihr Baby liegt in Rückenlage vor Ihnen auf dem Tisch.

● Fassen Sie mit einer Hand den Hinterkopf des Kindes. Die andere Hand nimmt die gebeugt gehaltenen Beine hoch. Dabei halten Sie die Beine an den Fußsohlen zusammen. Hüfte und Knie sind gebeugt, die Oberschenkel sind abgespreizt. Heben Sie nun den Kopf von der Unterlage ab, bis das Kinn das Brustbein berührt (Abb. 71), mit der anderen Hand führen Sie die Füße vor den Mund.

Tipp für Eltern

Schon nach kurzer Zeit greift das Kind von selber nach seinen Füßen oder Beinen.

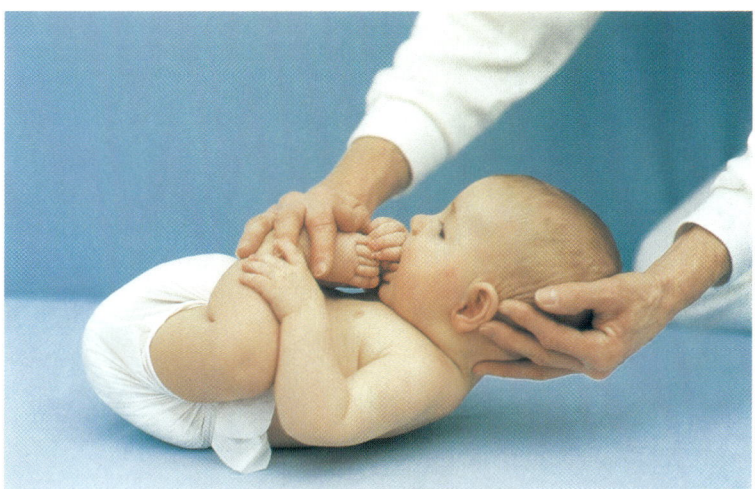

Abb. 71: Das »Auge-Hand-Fuß-Spiel« mit leicht angehobenem Kopf.

Spezielle Fußspiele in Rückenlage

Das Baby liegt vor Ihnen auf dem Rücken. Die Beine sind in Hüft- und Kniegelenk gebeugt und abgespreizt (Abb. 72). Sie umfassen die Unterschenkel Ihres Babys mit den Händen. Mit Ihren kleinen Fingern drücken

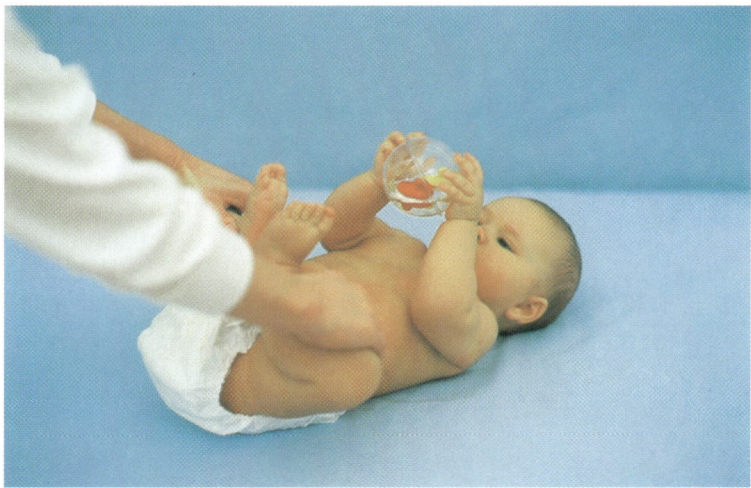

Abb. 72: Spezielle Fußspiele auf dem Rücken. Beachten Sie bei den Fußspielen die abgespreizten und gebeugten Beine vor dem Körper des Kindes. Ihre Daumen sind an den Fußaußenkanten.

Sie die Knie des Babys so weit auseinander, dass Sie seine Fußsohlen zusammenhalten können (Abb. 73). Gleichzeitig werden die Außenkanten
der Füße und die Fersen von Ihren Daumen aneinandergehalten. Mit
Ihren Zeigefingern streichen Sie die Zehenballen auseinander. Ihr Kind
kann dann in die Fußflächen hineinsehen (Abb. 74).

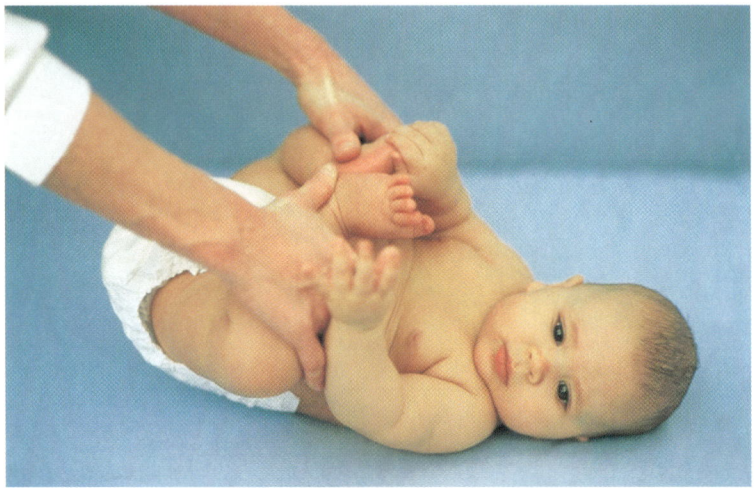

Abb. 73: Hier sind Fersen, Fußaußenkanten und Kleinzehenballen zusammen.

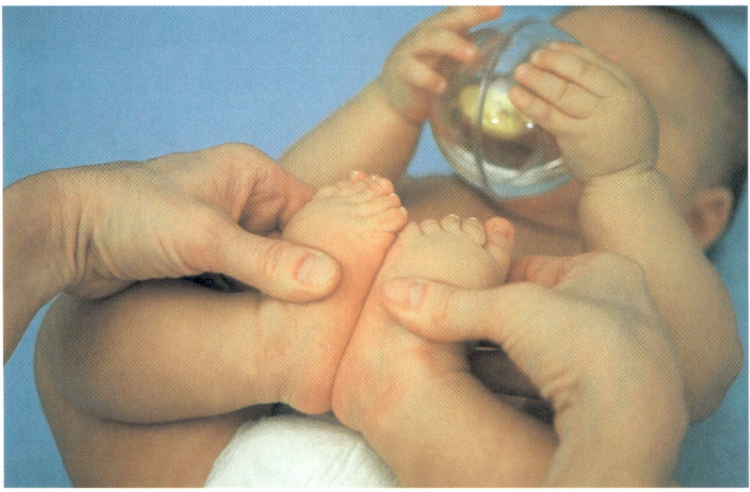

Abb. 74: Fersen und Fußaußenkanten berühren sich. Das Kind sieht in die Fußinnen-
fläche.

Mit diesem Spiel üben Sie schon jetzt

die Belastungspunkte der Füße im Stand: Ferse – Außenkanten – Zehenballen–Zehen.

Durch das Auseinanderstreichen der Zehenballen unterstützen Sie schon jetzt die Fußwölbung.

Wie Sie die normale Bauchlage Ihres Säuglings am Ende des 6./Anfang des 7. Monats am besten beurteilen

Beachte den Handstütz mit aufliegendem Becken in Abb. 75 (s. auch Meilensteine S. 42).

Bevor Sie mit den Übungen für dieses Alter beginnen, schauen Sie sich Ihren Säugling von Kopf bis Fuß genau an:

Den **Kopf** kann das Baby nach allen Seiten frei bewegen. Es hält ihn im Winkel von 90 Grad senkrecht zur Unterlage.

Die **Brust** kann Ihr Säugling jetzt voll von der Unterlage abheben; der **Bauch** liegt ab und zu noch auf der Unterlage. Kopf, Brust und Bauch werden durch das starke Abstützen der Hände nach oben gehalten.

Die **Wirbelsäule** bildet einen durchgehenden Bogen vom Hinterkopf bis zur Pofalte. Achten Sie darauf, dass, von oben betrachtet, die Wirbelsäule nicht nach rechts oder links abweicht.

Die **Arme** kann der Säugling in den Ellbogen durchstrecken. Ihr Kind stützt sich mit seinen Händen auf der Unterlage ab. Die Hände sind geöff-

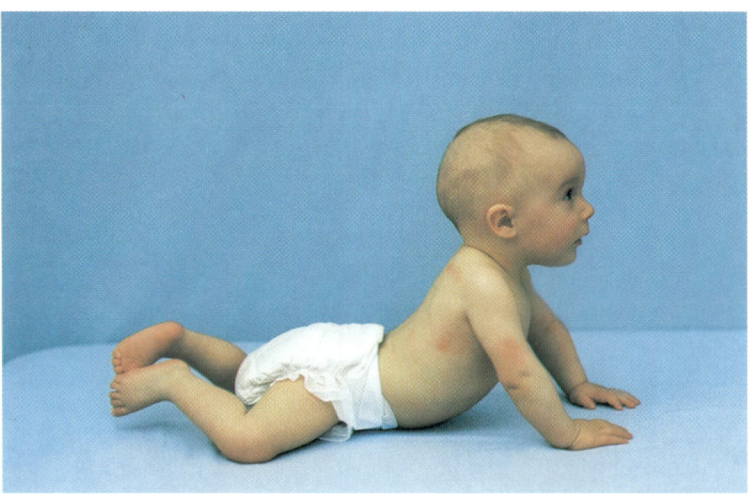

Abb. 75: Die normale Bauchlage am Ende des. 6./Anfang des 7. Monats. Beachten Sie den »Handstütz« mit aufliegendem Becken. Kopf, Brust, manchmal auch der Bauch und die Unterschenkel werden von der Unterlage abgehoben.

net und werden vor den Schultern gehalten. Diese »Stützfunktio
Arme (die der Arzt mit der so genannten Sprungbereitschaft prüft)
7. Monat so stark, dass sich Ihr Baby damit rückwärts schieben kann.

Das **Becken** liegt noch auf der Unterlage.

Die **Beine** sind nach außen abgespreizt und liegen noch ganz auf der Unterlage. Die Knie sind gebeugt, die Unterschenkel zeigen von der Unterlage nach oben. Die Füße berühren sich in der Luft und können miteinander spielen.

Früher wurde angenommen, dass ein Kind zwischen dem 6. und 7. Monat sitzen könne und viel hingesetzt werden soll. Dabei kann es sich zwar für ein paar Sekunden hingesetzt halten, aber es kommt noch nicht von alleine zum Sitzen.

Dies sollte von den Eltern bedacht werden:

Hinweis

Zu frühes Hinsetzen nützt nichts, es fördert sogar Haltungsfehler der Wirbelsäule.

Gymnastik zur normalen Bauchlage im 6.–7. Monat

Übung zur Handentfaltung mit gebeugtem Ellbogen

● Ihr Kind liegt vor Ihnen in Bauchlage auf dem Wickeltisch (Abb. 76). Halten Sie Ihr Kind wie auf S. 68 bereits beschrieben. Das Kind liegt mit seinem Oberkörper gerade vor Ihnen. Der Kopf ist in der Mitte. Beugen Sie sich so weit vor, dass Sie mit Ihrem Kopf über dem Kopf des Kindes sind. Mit der einen Hand halten Sie den Kopf des Kindes mit der Stirn auf der Unterlage, Ihre andere Hand hält den Arm des Kindes im Ellbogengelenk gebeugt neben dem Kopf am Ohr. Der Unterarm und die Hand des Kindes zeigen dann zu Ihnen nach oben. Sie unterstützen mit Daumen und Zeigefinger den Unterarm des Kindes, Ihre Zeigefingerspitze liegt auf seinem Handrücken.

Streichen Sie nun mit einer Hand Ihres Kindes über Ihren Mund, bis sich die Hand locker öffnet. Das Öffnen der Hand können Sie erleichtern, wenn Sie beim Streichen mit Ihrer Zeigefingerspitze auf den Handrücken des Kindes drücken.

Die Hand des Kindes wird sich öffnen, vor allem wird dabei der Daumen aus der Hand gelöst und abgespreizt. Achten Sie unbedingt darauf, dass

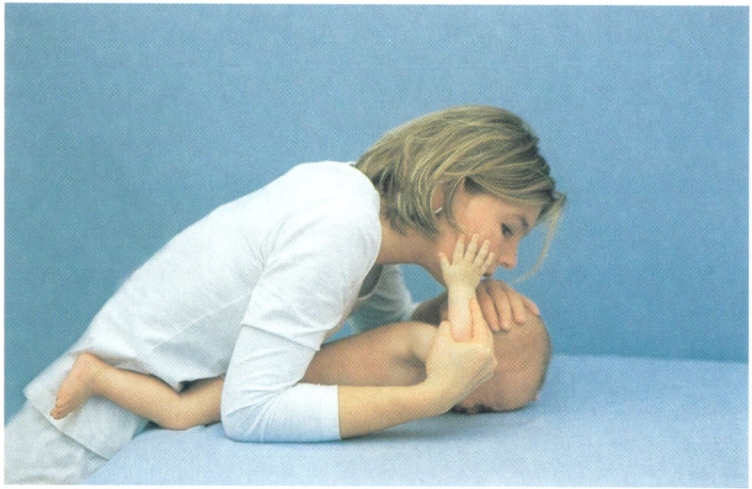

Abb. 76: Bei der Übung zur Handentfaltung halten Sie den vorgestreckten Arm im Ellbogengelenk gebeugt.

die Handinnenfläche zu Ihnen sieht. Sie üben die Handentfaltung des Kindes mit der Abspreizung des Daumens. Solche Handspiele haben den Vorteil, dass Ihr Kind feine Bewegungen mit der Hand (z. B. mit Daumen-Zeigefinger-Griff Krümel aufheben oder später schreiben) besser ausführen lernt.

Das Abstützen mit gestreckten Armen und aufliegendem Becken

Durch diese Übung können Sie spielerisch das Gegenstemmen der Arme Ihres Säuglings verbessern, d. h. die Fähigkeit zur Streckung. Den Kopf hebt das Kind selbst hoch, seine Wirbelsäule streckt es dabei automatisch durch. Dies können Sie an dem durchgehenden geraden Bogen der Wirbelsäule erkennen. Er zeigt sich vom Hinterkopf des Kindes bis zur senkrechten Pofalte als vertiefte Rinne.

Sie üben also nicht nur die »Stützfunktion« der Arme, sondern stärken auch die Rückenstreckmuskeln.

Handgriffe, mit denen Sie das Abstützen der Arme unterstützen: Ellbogen-Unterarm-Griff

Ihr Baby liegt vor Ihnen auf dem Tisch. Spreizen Sie seine Beine so weit auseinander, dass Ihr Oberkörper zwischen seinen Oberschenkeln liegt.

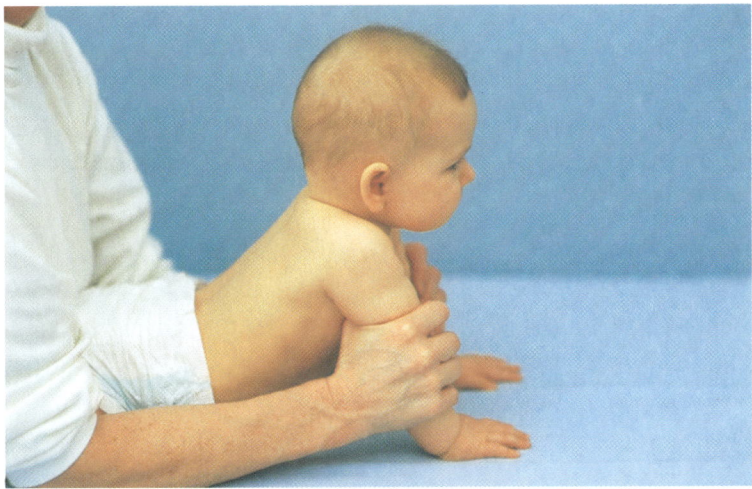

Abb. 77: Der-«Ellbogen-Unterarm-Griff» zum Abstützen der gestreckten Arme. Das Becken und die abgespreizten Oberschenkel liegen dabei auf der Unterlage.

Po und Oberschenkel des Babys werden durch Ihre Brust auf der Unterlage gehalten, die Unterschenkel des Kindes bleiben aber frei beweglich.

● Umfassen Sie nun mit Ihren Händen die gestreckten Ellbogen und Unterarme des Kindes. Halten Sie seine Arme so nach vorne gestreckt, dass es sich nur noch auf die Hände abstützt und die Hände vor den Schultern liegen (Abb. 77). Der Po des Kindes soll dabei auf der Unterlage liegenbleiben.

Zur eigenen Stütze legen Sie Ihre Unterarme am besten auf den Tisch.

Drücken Sie nun mit Ihren Händen die Arme des Kindes nach unten auf seine geöffneten Hände.

Hinweis

Falls Ihr Kind bei diesen Übungen die Hände ständig faustet oder die Hand im Handgelenk seitlich nach außen abgleitet, dann sprechen Sie mit Ihrem Kinderarzt.

Ellbogen-Daumen-Druck

● Die intensive Hilfestellung durch Ihre Hände nehmen Sie weg, wenn Sie merken, dass Ihr Kind seine Arme selbst ein wenig gestreckt hält. Drücken Sie nur noch ganz leicht mit Ihren Daumen auf die Ellbogen des Kindes, um die Streckung der Arme zu unterstützen (Abb. 78).

Diese Hilfe geben Sie nur so lange, bis Ihr Kind seine Arme selbst durchstreckt. Gleichzeitig hebt das Kind wieder seinen Kopf hoch, stützt sich mit den gestreckten Armen auf die Hände und streckt seinen Rücken.

Die Schubkarre-Vorübung

Bei der »Schubkarre« muss sich das Kind auf seinen gestreckten Armen abstützen können, auch wenn die Arme mit seinem Körpergewicht belastet werden.

Dieses Abstützen auf die Hände können Sie festigen, indem Sie die gestreckten Arme belasten.

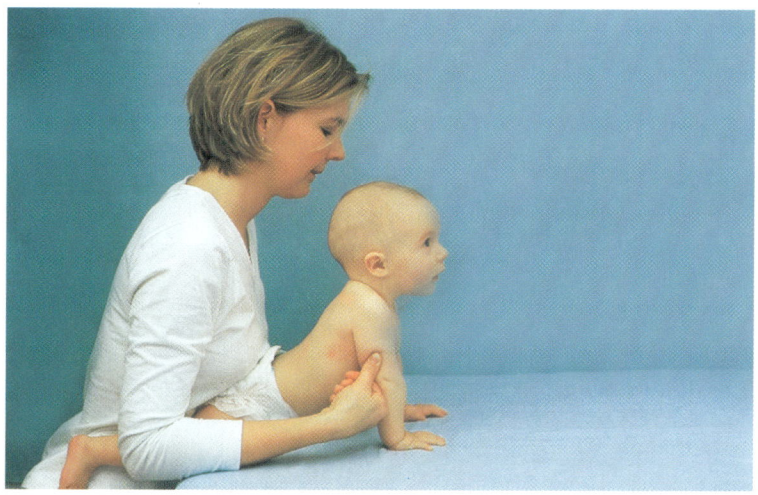

Abb. 78: Durch den »Ellbogen-Daumen-Druck« erleichtern Sie dem Kind das Abstützen der gestreckten Arme. Becken und die abgespreizten Oberschenkel liegen auf der Unterlage.

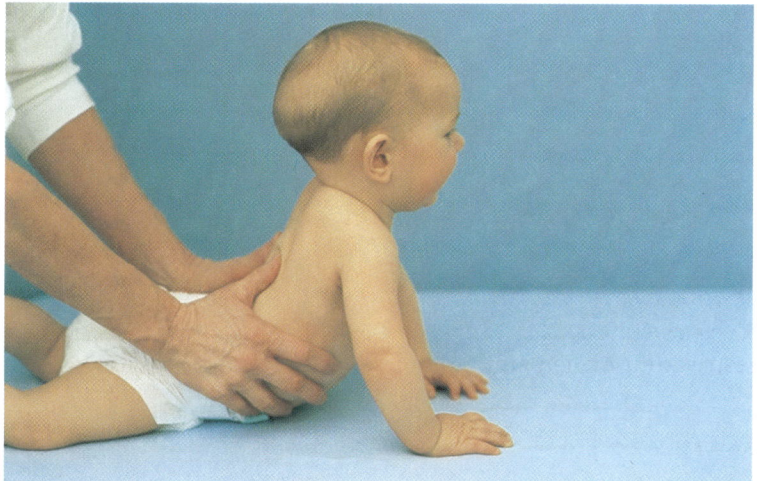

Abb. 79: Die »Schubkarre-Vorübung«. Durch die Belastung vom Rumpf her auf die gestreckten Arme verstärkt sich das Abstützen der Arme.

Belastung vom Rumpf her (Abb. 79)

● Umfassen Sie mit Ihren Händen den Oberkörper des Kindes. Ihre Daumen liegen auf seinem Rücken zwischen den Schulterblättern. Schieben

Sie nun das Gewicht des Kindes nach vorne auf seine gestreckten Arme. Dabei können Sie sein Gewicht durch Druck mit Ihren Daumen auf die Schultern erhöhen. Je größer die Belastung auf den Armen Ihres Kindes ist, um so kräftiger muss es sich mit den Armen gegenstemmen und abstützen.

Belastung mit dem eigenen Körper (Abb. 80)

● Stützt sich Ihr Kind sehr gut mit den Armen ab, dann heben Sie seinen Bauch mit Ihrer Hand von der Unterlage ab. Verlagern Sie nun sein Körpergewicht auf seine Arme. Es streckt dabei seinen ganzen Körper, d. h., es hebt den Kopf, stützt sich auf die Arme, streckt den Rücken und die Beine.

Tipp für Eltern

Es trainiert nun alle seine Muskeln, die es später zum Stehen braucht, ohne dabei die Füße zu belasten. Dies ist schon eine Stand-Vorübung.

Achten Sie auf die geöffneten Hände. Achten Sie darauf, dass die Hände eine Linie mit den Unterarmen bilden.

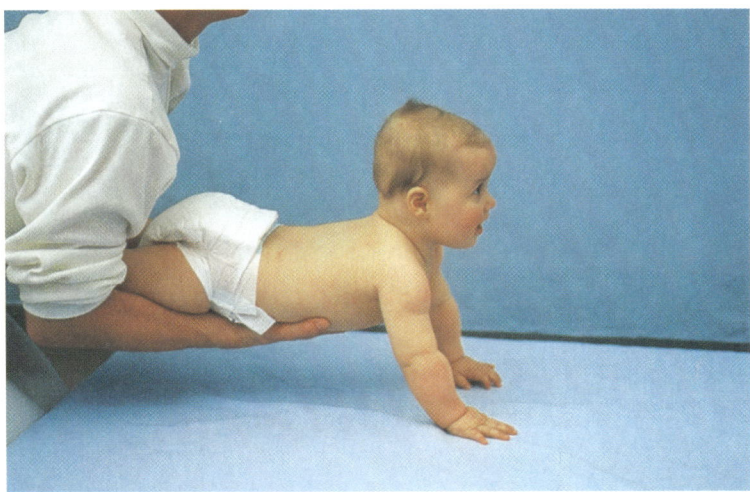

Abb. 80: Die »Schubkarre-Vorübung«. Das Kind trainiert nun alle seine Muskeln, die es später zum Stehen braucht.

Übung zur Handentfaltung mit gestrecktem Ellbogen

Ihr Kind sitzt bei diesem Handspiel mit dem Rücken an Ihren Oberkörper gelehnt auf Ihrem Schoß.

● Mit der einen Hand halten Sie den Oberkörper des Kindes. Ihre andere Hand umfasst den gestreckten Arm des Kindes am Ellbogen und führt ihn neben seinem Kopf so weit hoch, bis seine Hand Ihr Kinn berührt. Achten Sie unbedingt darauf, dass die Handinnenfläche des Kindes zu Ihnen und der Daumen nach hinten zeigt. Ihr Daumen und Zeigefinger schienen den Unterarm des Kindes. Jetzt streichen Sie mit der Hand des Kindes über Ihre Wange und Ihr Kinn. Die Hand öffnet sich, der Daumen spreizt sich ab und zeigt nach außen (Abb. 81). Sie können dies mit Druck Ihrer Zeigefingerspitze auf den Handrücken des Kindes noch verstärken.

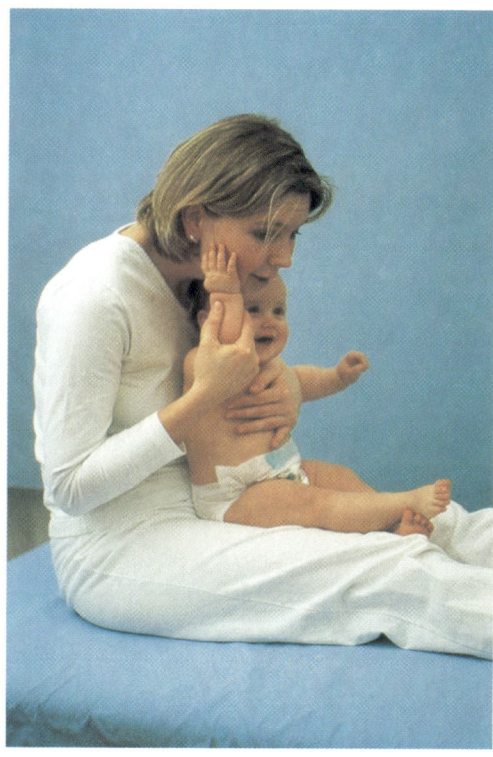

Abb. 81: Der Arm wird am Ellbogen gestreckt nach oben gehalten. Die Hand öffnet sich.

Tipp für Eltern

Durch diese Übung lernt das Kind spielerisch, seine Hand locker zu öffnen. Achten Sie besonders auf den abgespreizten Daumen, denn später braucht es seinen abgespreizten Daumen »zum Krümelaufheben und Schreiben«.

Wie Sie feststellen, ob Ihr Kind eine normale Rückenlage am Ende des 6./Anfang des 7. Monats hat

Achten Sie Abb. 82 auf die Auge-Hand-Mund-Fuß-Koordination (s. Meilensteine. S. 44 f.).

Ihr Kind kann nun beide Füße in die Hände nehmen. Es schaut sich Hände und Füße an, spielt mit ihnen und steckt die Zehen in den Mund. Dies alles kann es, wobei die Halswirbelsäule und der Rumpf auf der Unterlage liegenbleiben.

Der **Kopf** liegt in der Mitte zwischen den Schultern, er kann von der Unterlage abgehoben werden.

Die **Hände** spielen vor dem Körper, greifen nach allem Erreichbaren und stecken es in den Mund.

Die **Arme** können über die Körpermitte zur Gegenseite geführt werden.

Die **Beine** sind in den Hüften stark gebeugt. Dabei sind die Oberschenkel abgespreizt, so dass die gebeugten Knie nach außen zeigen.

Die **Füße** berühren sich über dem Körper. Das Kind kann die Fußsohlen wie zum Greifen in der Mitte zusammenhalten.

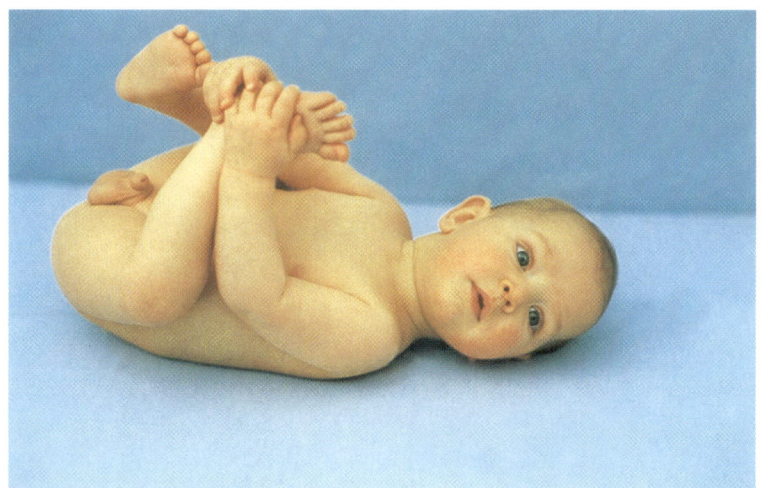

Abb. 82: Die normale Rückenlage am Ende des 6./Anfang des 7. Monats. Beachten Sie die Auge-Hand-Mund-Fuß-Koordination.

Im 6. Monat fängt Ihr Kind an, sich vom Rücken auf den Bauch zu drehen. Meist dreht es sich zunächst über eine Seite. Mit 7 Monaten sollte es sich über beide Seiten gleich gut drehen können.

Mit dem Drehen hat Ihr Kind die erste Art seiner Fortbewegung entdeckt. Es wird sich nun ständig drehen und nicht mehr auf dem Rücken liegenbleiben wollen.

Damit beginnt ein neuer Abschnitt in der Entwicklung Ihres Kindes. Spätestens jetzt empfiehlt es sich, das Kind am Tag auf eine Decke auf den Boden zu legen. Dort hat es die nötige Bewegungsfreiheit. Auf dieser »Spielwiese« sollte sein Spielzeug nicht fehlen.

Gymnastik zur normalen Rückenlage im 6.–7. Monat

Die Beugeübung des Körpers

Ihr Kind verbessert dabei das Abheben des Kopfes, das Heranziehen der Füße mit seinen Händen und das Beugen von Brust- und Lendenwirbelsäule.

Bei den nächsten Übungen halten Sie Ihr Kind auf folgende Weise:

● Es liegt vor Ihnen in Rückenlage auf dem Wickeltisch. Halten Sie seine Unterarme an seine Unterschenkel, so dass sich Ellbogen und Knie berühren. Ihr Kind umfasst seine Füße mit den Händen. Die Fußsohlen sollen dabei einander zugewandt sein und sich beim Üben berühren.

Jetzt halten Sie Unterarme und Unterschenkel Ihres Kindes mit Ihren Händen zusammen und ziehen sie nach unten zu sich heran. Die Beine des Kindes sollen dabei gebeugt am Körper bleiben.

Das Kind hebt seinen Kopf von der Unterlage ab und zieht seine Beine zu sich heran. Ziehen Sie Ihr Kind nur so weit zu sich heran, bis sein Kinn die Brust berührt und Sie die Spannung in seinen Armen spüren. Das

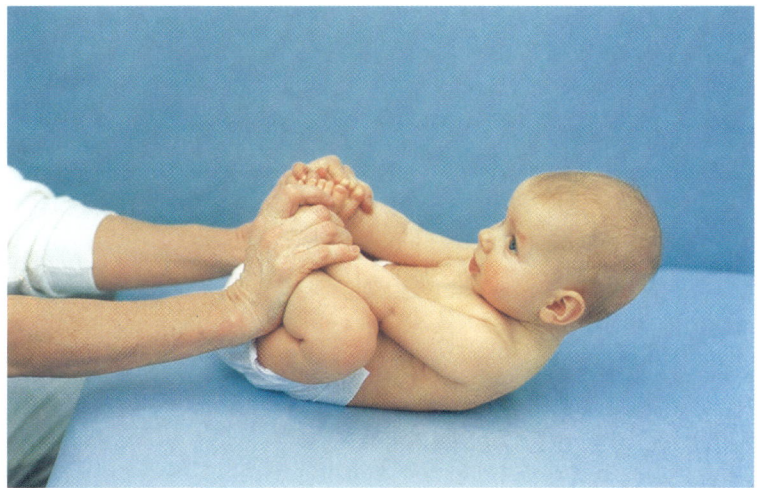

Abb. 83: Bei der Beugeübung hebt das Kind den Kopf von der Unterlage ab. Die vordere Muskelpartie des Rumpfes spannt sich an.

Kind soll dabei nicht zum Sitzen gebracht werden, denn nur in halber Höhe bleibt die Muskelspannung erhalten.

Nicht nur »Kopfheber«-, Arm- und Beinmuskeln werden geübt, sondern die ganze vordere Muskelpartie des Rumpfes, vor allem die Bauchmuskeln (Abb. 83).

> **Hinweis**
>
> Sollte bei dieser Übung der Kopf nach hinten fallen, dann zeigen Sie dies unbedingt Ihrer Kinderärztin.

Diesen Bewegungsablauf, die so genannte Beugung des Körpers, der Kinderarzt spricht von »Beugesynergie«, behalten wir unser ganzes Leben bei. Sie können dies selbst ausprobieren: Legen Sie sich auf den Rücken und versuchen Sie, zum Sitzen hochzukommen, ohne sich mit den Händen abzustützen. Sie werden feststellen, dass Sie Ihren Kopf bis zur Senkrechten abheben, dass Sie automatisch die Arme vor dem Körper strecken und dass sich Ihre Beine vom Boden abheben bzw. in der Hüfte beugen. Ihre Halswirbelsäule wird dabei gestreckt, während Brust- und Lendenwirbelsäule gebeugt werden.

Drehübung vom Rücken auf den Bauch

Hierdurch können Sie die seitlichen Muskelpartien Ihres Kindes kräftigen.

● Halten Sie Ihr Kind wie bei der vorhergehenden Übung. Drehen Sie es vom Rücken auf die Seite, ohne aber dabei seinen Körper von der Unterlage abzuheben. Ziehen Sie es, wie bei der Beugeübung des Körpers, aber jetzt nur die obenliegende Seite, zu sich heran.

Ziehen Sie aber nur so weit, bis Ihr Kind den Kopf seitlich von der Unterlage abhebt, mit dem oberen Arm das obere Bein zu sich heranzieht und die obere Rumpfhälfte beugt (Abb. 84 u. 85). Die untere Rumpfhälfte wird gestreckt.

Belassen Sie Ihr Kind einen Moment lang in dieser Lage, damit es diesen Bewegungsablauf selbst kennenlernen und die Muskelspannung halten kann. Es sollte genügend Zeit haben, seinen Kopf aufrecht zu halten. Man sagt, dass »der Kopf sich im Raum einstellt«.

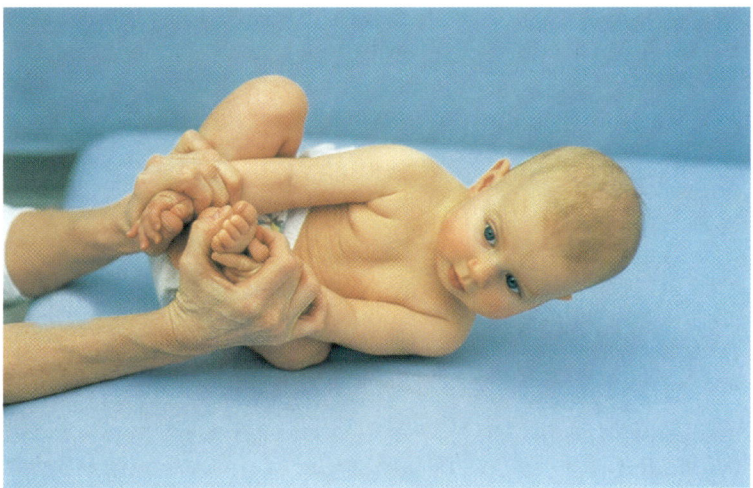

Abb. 84: Bei der Drehübung vom Rücken auf den Bauch hebt das Kind den Kopf und kräftigt die obere seitliche Muskelpartie.

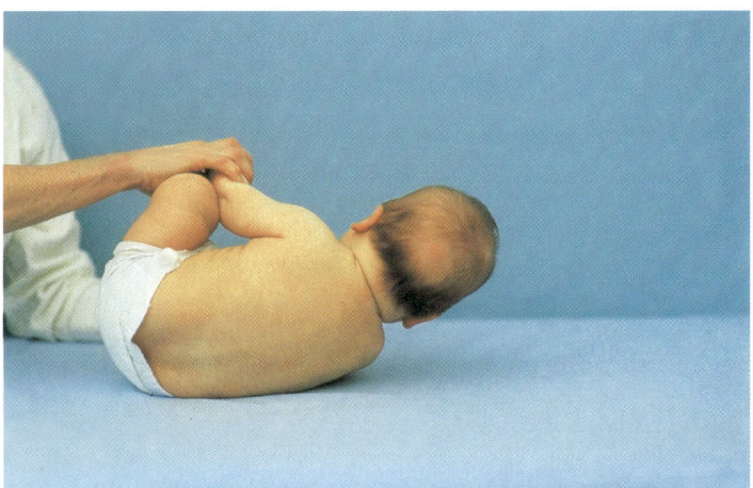

Abb. 85: Die Drehübung vom Rücken auf den Bauch von hinten beobachtet.

Tipp für Eltern

Diesen Bewegungsvorgang benötigt Ihr Kind, um sich selbstständig vom Rücken auf den Bauch zu drehen.

Beim Drehen vom Rücken auf den Bauch liegt Ihr Säugling kurz auf der Seite. Dabei stützt er sich auf die untere Seite ab und hebt den Kopf seitlich an. Gezielt greift er mit der oberen Hand über seinen Körper zur anderen Seite. Das obere Bein wird dabei gebeugt, das untere gestreckt. Die Beine bewegt es in Schrittstellung.

Das Seitenlagetraining

Mit der Seitenlageübung trainieren Sie die untere Seite als stützende und die obere als die bewegliche Seite. Die obere Rumpfhälfte ist zusammengezogen, die untere gestreckt. Der Kopf wird seitlich gehoben. Die untere Schulterpartie stützt sich ab, die obere Hand greift nach vorne.

● Ihr Säugling liegt vor Ihnen auf der Seite. Spielsachen liegen in Augenhöhe des Kindes. Den unteren Oberarm legen Sie rechtwinkelig vor den Körper des Kindes, der Ellbogen ist gebeugt. Halten Sie Ihren Säugling an der oberen Rumpfhälfte leicht nach vorne, die Wirbelsäule ist gerade und das untere Bein ist gestreckt.

Locken Sie das Baby mit dem Spielzeug. Ihr Kind nimmt den obenliegenden Arm nach vorne, um das Spielzeug zu erreichen. Es beugt das obere Bein an und streckt gleichzeitig das untere Bein. Den Kopf hebt es kräftig vom Boden ab. Halten Sie das Kind auf der Seite, damit es die Drehmuskulatur kräftigt. Es stärkt die Wirbelsäulenmuskulatur, die Bauchmuskeln, die Arm- und Beinmuskeln für das Drehen (Abb. 86).

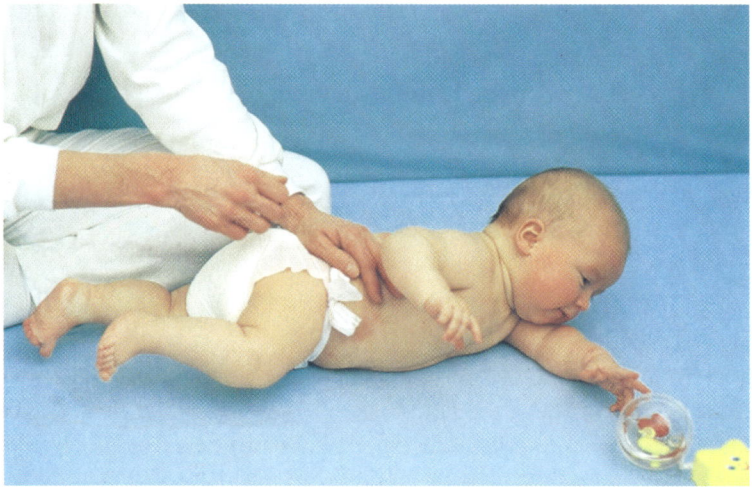

Abb. 86: Das Seitenlagetraining stärkt die Wirbelsäule, die Bauch-, die Arm- und Beinmuskulatur für das Drehen.

Schoßspiele

Das Hand-Fuß-Mund-Spiel

● Legen Sie Ihr Baby auf Ihren Schoß. Sein Kopf und sein Rücken liegen auf Ihren Oberschenkeln. Umfassen Sie seine Unterschenkel, spreizen Sie die Oberschenkel auseinander und beugen Sie seine Knie, so dass sich die Fußsohlen vor seinem Körper berühren (Abb. 87).

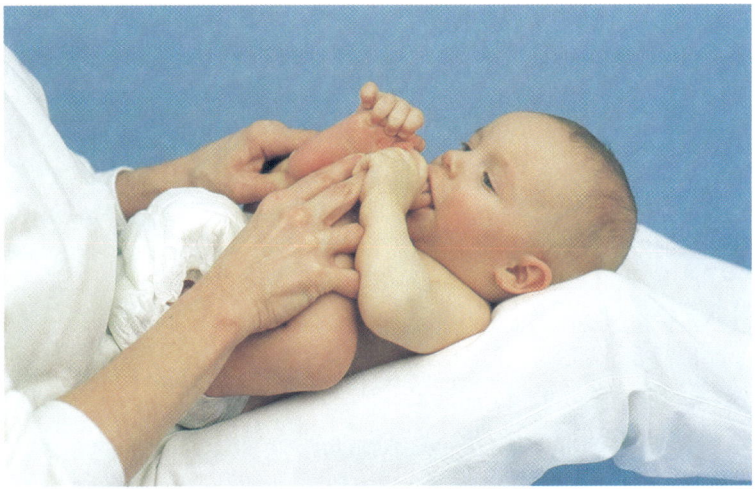

Abb. 87: Das »Hand-Fuß-Mund-Spiel« auf dem Schoß. Das Kind nimmt den Fuß schon selbst und steckt ihn in den Mund.

Halten Sie nun die Fußsohlen des Kindes aneinander und bringen Sie die Füße an seinen Mund.

Das Kind wird seine Füße anfassen und in den Mund stecken. Dadurch lernt Ihr Baby, seine Füße zu »begreifen«, seinen Körper mit den einzelnen Sinnen wahrzunehmen.

Das Hand-Fußsohlen-Wangen-Spiel

Wenn die Hüftbeweglichkeit Ihres Kindes es zulässt, dann können Sie versuchen, die Fußsohlen so weit hochzunehmen, dass das Kind damit seine Wangen berührt. Ihre Daumen liegen dabei an den Fersen des Kindes, Ihre Zeigefinger an den Außenkanten der Fußsohlen (Abb. 88).

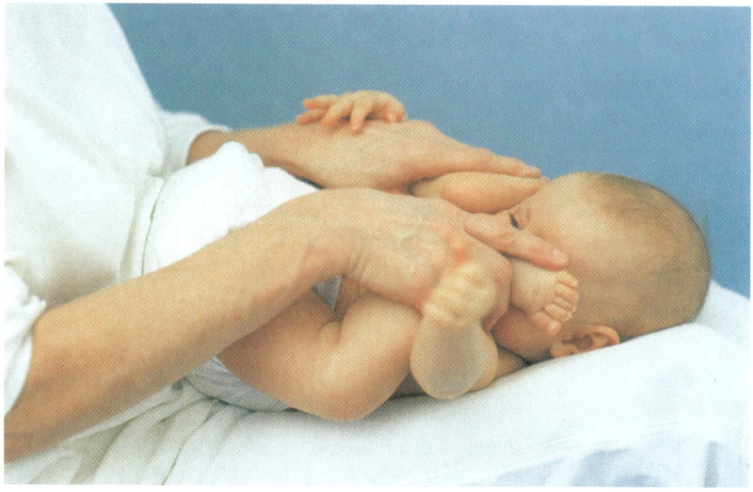

Abb. 88: Das »Hand-Fußsohlen-Wangen-Spiel«. Darf nur gemacht werden, wenn sich das Kind nicht dagegen sträubt.

Tipp

Dieses Spiel sollte nur dann gemacht werden, wenn Ihr Kind sich nicht dagegen sträubt und Freude daran hat.

Die Beugeübung des Körpers auf dem Schoß

Die Beinhaltung bleibt wie beim Hand-Fuß-Mund-Spiel, die Fußsohlen berühren sich. Halten Sie mit einer Hand die Hände des Kindes an seinen Füßen fest, und führen Sie beides zu seinem Mund. Mit Ihrer anderen Hand heben Sie den Hinterkopf des Kindes ab, bis sein Kinn die Brust berührt (Abb. 89).

Diese Übung wurde mit den dazugehörigen Handgriffen auch auf S. 115 beschrieben.

Jetzt darf Ihr Kind nun selbst mitmachen (Abb. 90 – 92): Wenn Sie die Arme und Beine Ihres Babys nach unten zu sich heranziehen (Abb. 91), hebt es Kopf und Nacken von Ihren Beinen ab, bis sein Kinn die Brust berührt. Der Rücken des Kindes wird durch Ihre Oberschenkel unterstützt.

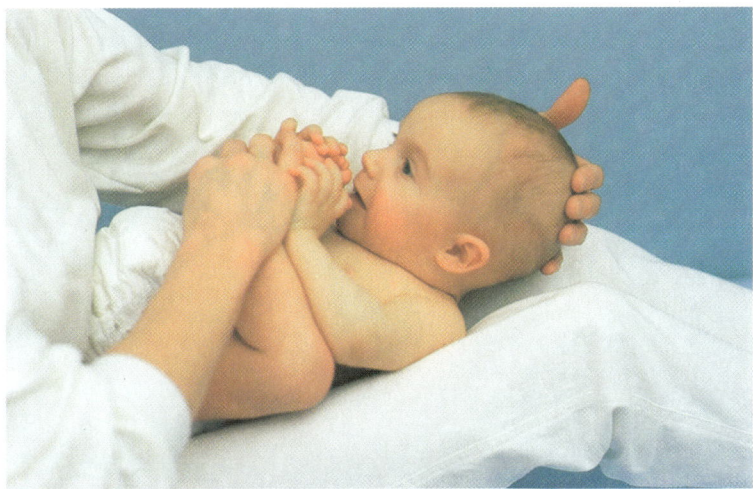

Abb. 89: Die »Beugung des Körpers« auf dem Schoß, von der Mutter gezeigt.

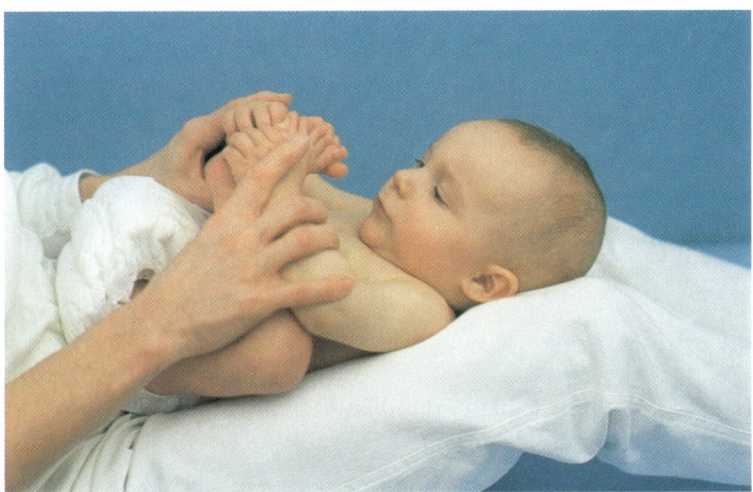

Abb. 90: Grundhaltung zur »Beugeübung des Körpers« auf dem Schoß.

Sie selbst machen die Bewegung des Kindes mit, indem Sie sich leicht nach hinten verlagern. Dabei spannen Sie gleichzeitig auch Ihre Bauchmuskeln mit an (Abb. 92).

Behalten Sie diese Grundhaltung eine Weile bei, damit Ihr Kind diese Muskelspannung hält und sich dadurch seine entsprechenden Muskelpartien kräftigen.

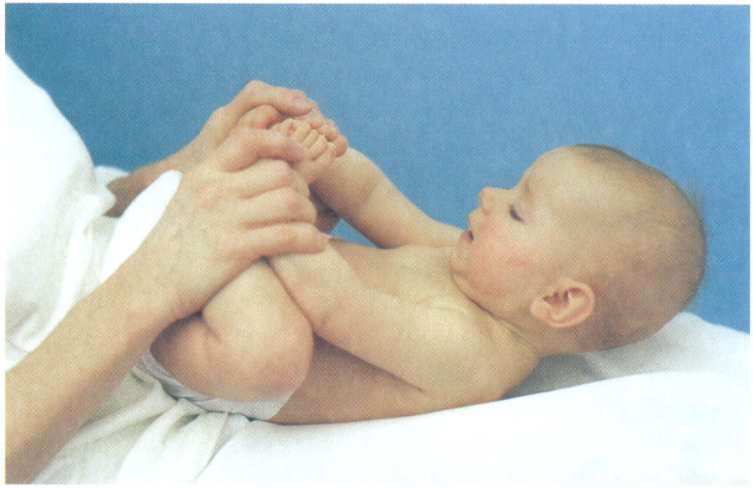

Abb. 91: Oh, ist das Kopfheben anstrengend!

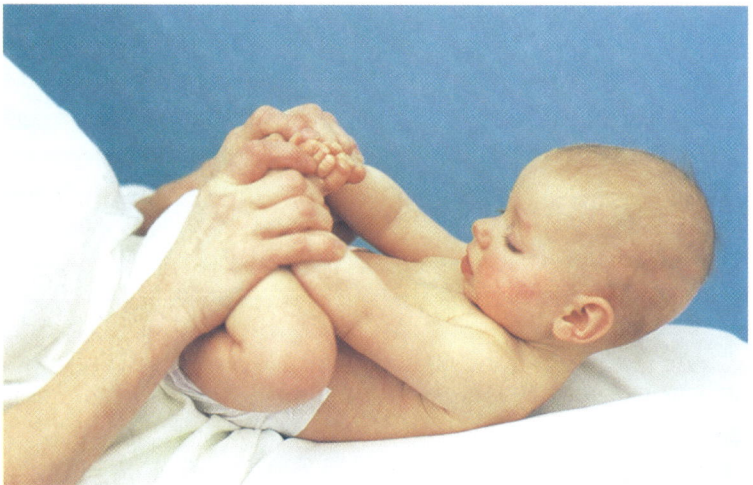

Abb. 92: Endlich geschafft: Mutter und Kind spüren sicher bald ihre Bauchmuskeln.

Hinweis

Ihr Kind muss bei dieser Übung den Kopf gut in der Mitte halten können. Sollte er nach hinten fallen, so sprechen Sie mit Ihrem Kinderarzt.

Sollte bei dieser Übung das Körpergewicht des Kindes zu sehr in seinem Rücken und nicht auf seinem Po zu spüren sein, ist dies auch ein Grund, mit Ihrem Kinderarzt zu sprechen (Abb. 92).

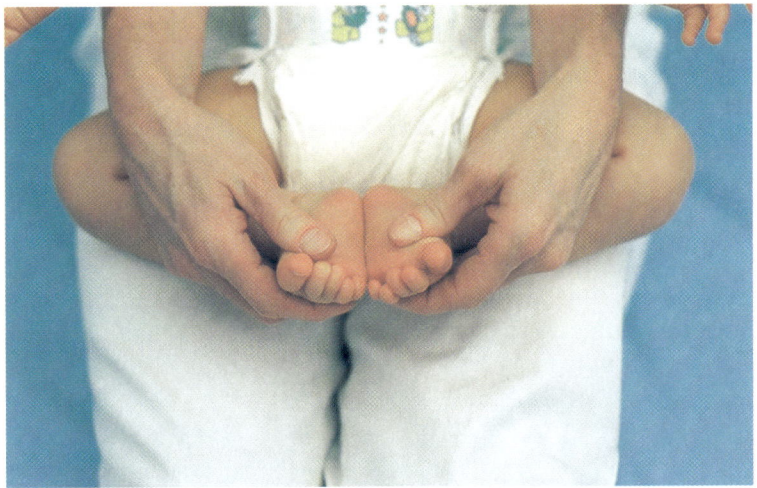

Abb. 93: Bei dieser Fußübung auf dem Schoß berühren sich Fersen, Außenkanten und Kleinzehenballen. Sie können beide die Fußinnenflächen sehen.

Spezielle Fußübungen auf dem Schoß

Bei den folgenden Fußübungen ist die altersentsprechende Beinhaltung Ihres Kindes wichtig. Die Beine sind in Hüfte und Knie gebeugt und weit abgespreizt.

Durch diese Übung werden die für das spätere Stehen wichtigen **Belastungspunkte** der Füße gestärkt: »**Ferse – Außenkante – Zehenballen**«.

● Ihr Kind sitzt mit dem Rücken an Ihren Oberkörper gelehnt auf Ihrem Schoß. Spreizen Sie seine gebeugten Beine an den Knien so weit auseinander, dass sich die Fußsohlen berühren. Ihre Handgelenke legen Sie auf die auswärts gedrehten Knie, um die Abspreizung beizubehalten. Ihre Hände halten die Füße des Kindes an Fersen und Außenkante zusammen. Mit Ihrem Daumen streichen Sie nun die Zehenballen so weit auseinander, bis Sie die Fußsohlen sehen können. Drücken Sie nun die großen Zehenballen leicht nach außen. Außenkanten und Fersen bleiben zusammen (Abb. 93).

Die folgende Übung verbessert die Beweglichkeit der Fußgelenke, damit später beim Laufen die Gleichgewichtsreaktion der Füße des Kindes schneller auslösbar ist.

Sie halten Ihr Kind wie zuvor.

● Streichen Sie die Zehenballen wieder so weit auseinander, bis Sie die Fußsohlen sehen können. Spreizen Sie dann die Vorfüße voneinander ab, so dass sich nur noch die Fersen berühren (Abb. 94).

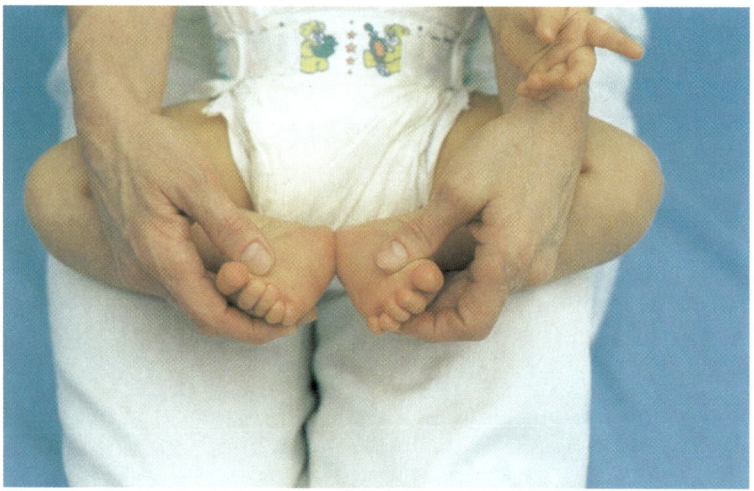

Abb. 94: Bei dieser Fußübung auf dem Schoß berühren sich nur die Fersen.

Übung, den Nacken zu strecken, auf dem Schoß

Hierbei bemüht sich Ihr Kind, sein Kinn auf die Brust zu bekommen und übt dabei, seinen Nacken zu strecken. Man kann auch sagen, es lernt, seinen Kopf »kontrolliert« zu halten. Außerdem zieht Ihr Kind seine Beine zu sich heran. Dadurch wird seine Beinmuskulatur in Beugespannung versetzt, so dass die Füße hochgezogen werden. Der ganze Körper des Kindes ist angespannt.

Ihr Kind sitzt auf Ihrem Schoß und lehnt sich mit dem Rücken an Ihren Bauch.

● Beugen Sie beide Beine des Kindes in Hüfte und Knie, und spreizen Sie die Beine so weit auseinander, dass sich seine Fußsohlen berühren. Führen Sie nun die Hände des Kindes an seine Füße. Dabei sollen Unterarme und Unterschenkel aneinanderliegen. Seine Ellebogen und seine Knie berühren sich; mit den Händen hält das Kind seine Füße fest. Halten Sie mit Ihrem Daumen Ellebogen und Knie zusammen, Ihre Zeigefinger halten die Hände des Kindes an seine Füße. Spreizen Sie die Beine des Kindes noch weiter auseinander – die Fersen bleiben zusammen –, und ziehen Sie seine Arme und Beine leicht nach unten.

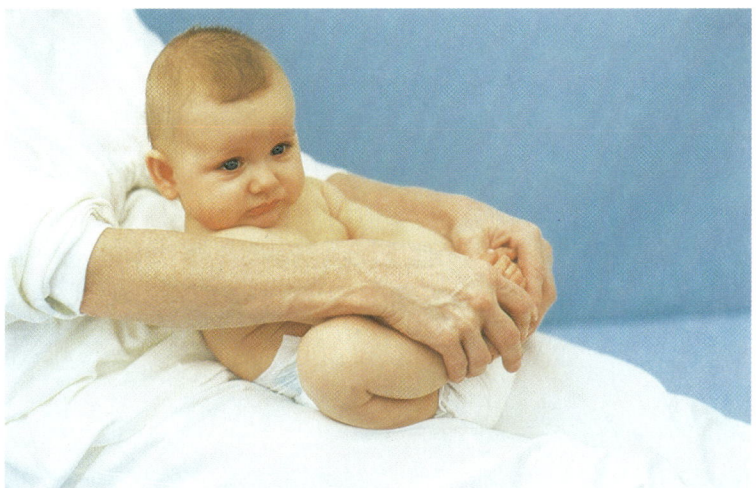

Abb. 95: Bei der Nackenstreckung hält das Kind den Kopf in der Mitte.

Verlagern Sie nun Ihren Oberkörper nach hinten, so dass der Rücken des Kindes frei wird. Das Kind muss nun selbst seinen Kopf in der Mitte halten (Abb. 95).

Hinweis

Seinen Kopf muss es unbedingt in der Mitte halten können.

Wie Sie die normale Bauchlageentwicklung Ihres Kindes im 9.–10. Monat beurteilen

Man spricht von Hand-Knie-Stütz (Abb. 96) (s. auch Meilensteine S. 42 f.). Ihr Kind stützt sich jetzt nur noch auf seine Handflächen und Knie. Seine Unterschenkel liegen locker auf dem Boden.

Der **Kopf** ist nach allen Seiten frei beweglich.

Die **Arme** sind in den Ellbogen locker gestreckt, die Hände sind geöffnet. Die Arme tragen das Gewicht des Oberkörpers. Sie können jetzt wechselseitig hochgehoben werden, dabei wird das Gleichgewicht nur noch von einem Arm gehalten.

Die **Beine** sind in Hüft- und Kniegelenk gebeugt.

Brust, Bauch und Oberschenkel sind von der Unterlage abgehoben.

Die **Unterschenkel** liegen locker auf dem Boden, die Füße liegen auf dem Fußrücken auf.

Ihr Kind wippt jetzt auf Händen und Knien hin und her. Dabei verlagert es sein Gewicht gleichmäßig auf Arme und Beine. Aus diesem Schaukeln heraus entsteht das Krabbeln.

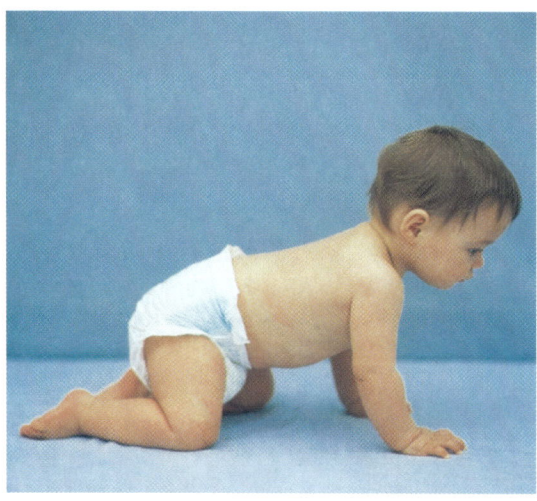

Abb. 96: Die normale Bauchlageentwicklung am Ende des 9./Anfang des 10. Monats. Beachten Sie den »Hand-Knie-Stütz«. Das Becken ist abgehoben.

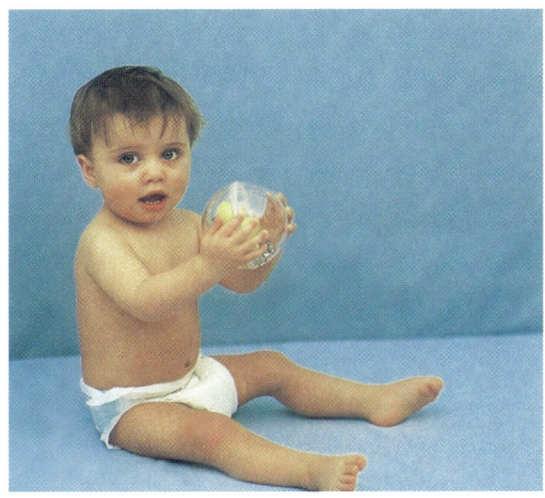

Abb. 97: Das Kind hat den so genannten Langsitz über das Krabbeln selbst entdeckt. Der Rücken ist gerade. Die Arme bewegen sich frei. Jetzt darf es hingesetzt werden.

Erst **jetzt** lernt Ihr Kind, sich **alleine** hinzusetzen. Dabei setzt es sich über den so genannten Vierfüßlerstand auf die Seite – zum Seitsitz – und dann zum eigentlichen Sitzen, dem so genannten Langsitz (Abb. 97).

Beim Sitzen belastet Ihr Kind beide Pobacken gleichmäßig. Die Beine sind abgespreizt und in den Kniegelenken gestreckt. Der Rücken ist gerade. Die Arme bewegen sich frei.

Einige Kinder setzen sich zwischen die gebeugten Oberschenkel, den so genannten Unterschenkelspreizsitz (Abb. 98) (W. Schilling).

Sitzt Ihr Kind auf diese Weise, so prüfen Sie die Abspreizfähigkeit der Hüften (Abb. 99).

 Beugen Sie beide Beine in Hüfte und Knie und spreizen dann die gebeugten Beine auseinander. Können Sie die gebeugten Beine vor dem Körper des Kindes abspreizen, so dass beide Knie den Boden berühren?

Wenn dies nicht der Fall ist, so sollten Sie dies mit Ihrer Kinderärztin besprechen.

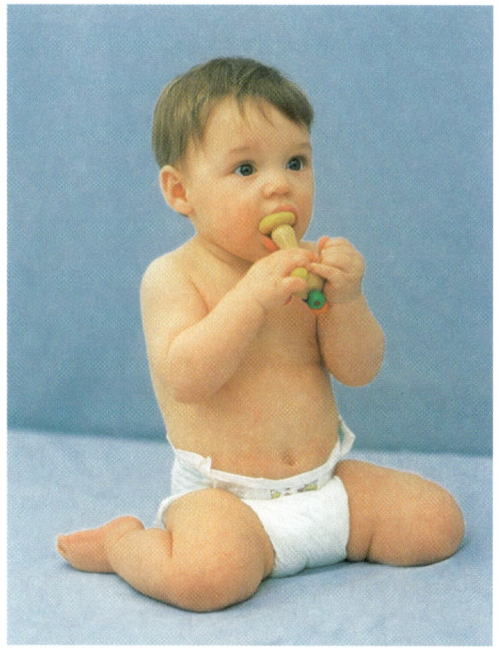

Abb. 98: Beim Unterschenkelspreizsitz sitzt das Kind zwischen den gebeugten Ober-
schenkeln.

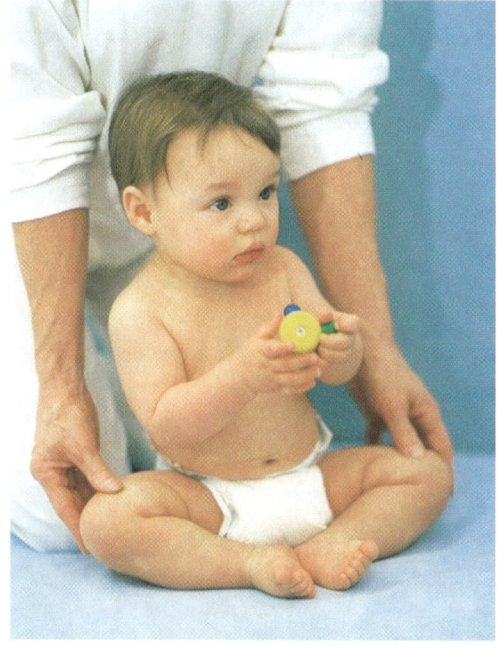

Abb. 99: So prüfen Sie die Abspreizfähigkeit der Hüften:
Beugen Sie die Beine in Hüfte
und Knie und spreizen Sie
dann die gebeugten Beine auseinander.

Gymnastik zur normalen Bauchlageentwicklung im 9.–10. Monat

Die Krabbelschaukel

Die Krabbelschaukel ist eine Vorübung zum Krabbeln. Sie haben Ihr Kind vor sich auf dem Wickeltisch im »Vierfüßlerstand« (Abb. 100). Die Füße hängen über der Tischkante. Das Kind hockt auf seinen Fersen und stützt sich auf seinen Händen mit gestreckten Ellbogen ab. Den Kopf hält es aufrecht und kann ihn nach beiden Seiten drehen. Die Beine sind in den Hüft- und Kniegelenken gebeugt, wobei Ober- und Unterschenkel nebeneinander unter den Bauch gezogen sind.

● Ihre Hände halten das Kind an den Hüften (Abb. 100). Jetzt heben und senken Sie den Po des Kindes, so dass sein Gewicht abwechselnd nach vorne und hinten verlagert wird – mit Ihrer Hilfe entsteht eine Schaukelbewegung.

Dieses Spiel können Sie so oft wiederholen, bis das Kind selbst schaukelt. Dann hat die »Krabbelschaukel« ihren Sinn erfüllt. Achten Sie aber darauf, dass die Beine immer nebeneinander bleiben und nicht seitlich auseinanderrutschen.

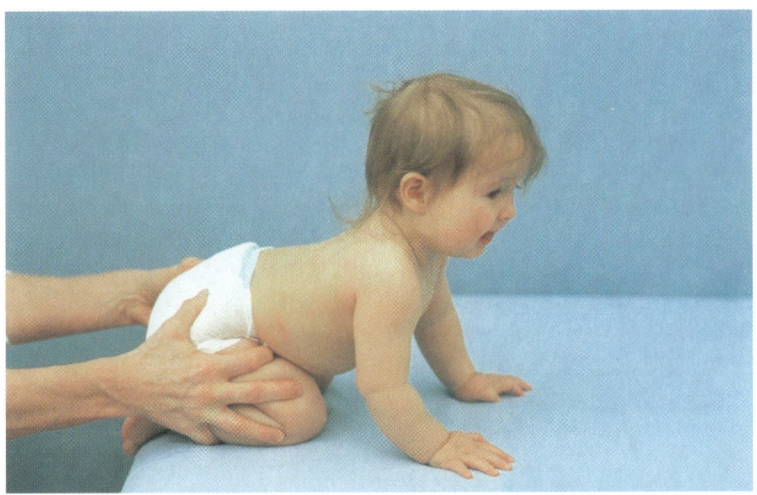

Abb. 100: Grundhaltung zur »Krabbelschaukel«.

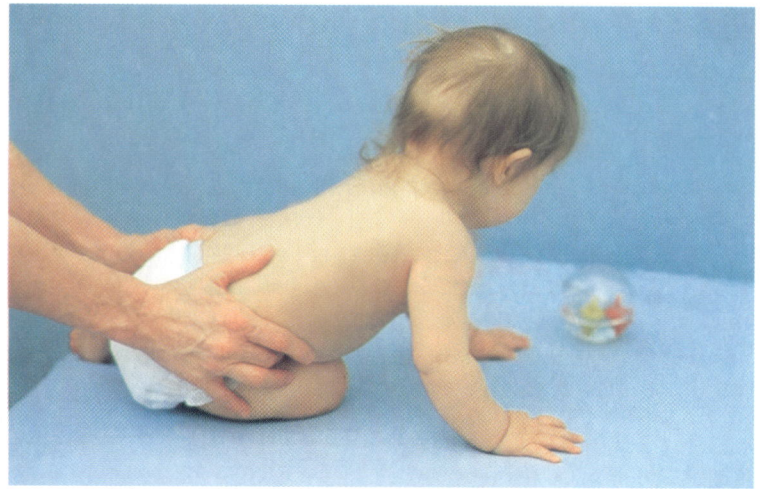

Abb. 101: Beim »Seitsitzspiel« umfassen Sie den Rücken des Kindes über den Hüften. Das Kind stützt sich auf der belasteten Seite ab.

Der Seitsitz

Das Seitsitzspiel ist eine Vorübung zum »vollendeten Langsitz«. Sie haben Ihr Kind wie bei der »Krabbelschaukel« vor sich. Der Po berührt die Fersen, die Beine sind beide unter den Bauch gezogen, die Füße sind nebeneinander.

● Umfassen Sie den Rücken des Kindes über den Hüften (Abb. 101). Schieben Sie nun den Po des Kindes nach rechts und links neben seine Füße auf der Unterlage. Dabei lernt das Kind, einmal die rechte und dann die linke Pohälfte zu belasten. Dieser »Seitsitz« ist die entscheidende Vorstufe zum vollendeten Sitzen. Im Seitsitz sützt sich Ihr Kind mit dem Arm der belasteten Seite ab (Abb. 102). Es sitzt mit dem Po neben den Fersen und belastet dabei die untenliegende Pohälfte. Dadurch entsteht in der Wirbelsäule eine Drehung und zwar zwischen dem Schulter- und Beckengürtel. Diese Wirbelsäulendrehung gibt Ihrem Kind Beweglichkeit nach beiden Seiten.

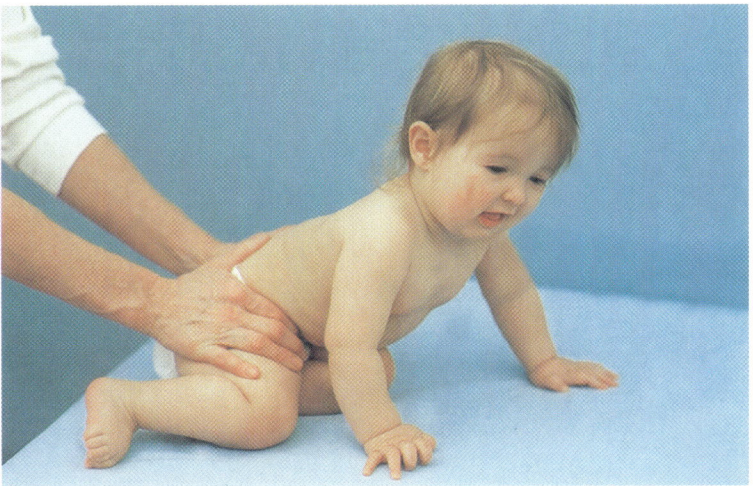

Abb. 102: Durch das »Seitsitzspiel« üben Sie die Wirbelsäulendrehung des Kindes.

Tipp für Eltern

Durch das Seitsitzspiel verbessern Sie diese Beweglichkeit. Denken Sie aber auch daran, das Kind gelegentlich im Seitsitz zu belassen, damit es diesen auch selbstständig halten lernt.

Das Schubkarrespiel

Eine Vorübung zum Stand ohne Körperbelastung
Bald steht Ihr Kind frei und wird laufen.

Sie können jetzt schon bei Ihrem Kind die Muskeln kräftigen, die es später zum Stehen braucht, und dies, ohne Ihr Kind hinzustellen. Sie vermeiden dadurch ein frühzeitiges Belasten der Füße, die noch zu schwach wären, um das Körpergewicht zu halten.

● Setzen Sie sich auf den Boden, und zwar in den Fersensitz. Wie auf dem Bild legen Sie Ihr Kind mit dem Bauch auf Ihre Oberschenkel. Mit den Händen stützt es sich auf dem Fußboden ab. Seine Beine sind abgespreizt und liegen nach rechts und links geöffnet.

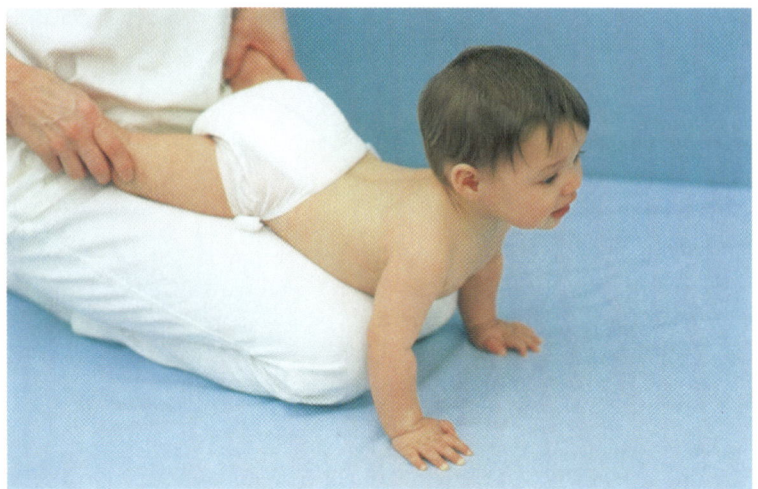

Abb. 103: Das »Schubkarrespiel« ist eine Vorübung zum Stand, ohne dabei die Beine zu belasten. Dabei hebt das Kind den Kopf und stützt sich auf die gestreckten Arme. Der Rücken und die Beine sind gestreckt.

Sie umfassen mit Ihren Händen die Oberschenkel des Kindes über den Knien. Drehen Sie nun die abgespreizten und gestreckten Beine des Kindes nach außen, so dass die Zehen des Kindes nach außen zeigen. Das Kind stützt sich auf die gestreckten Arme und hebt den Kopf hoch. Dadurch streckt es seine Wirbelsäule, seine Hüften und Beine (Abb. 103).

> **Tipp für Eltern**
>
> Die Wirbelsäulenstreckung sehen Sie an der Rinne im Rücken, die sich vom Nacken bis zur senkrechten Pofalte durchzieht. Es kräftigt dadurch alle Muskeln, die es später zum Stehen benötigt.

Das Fliegerspiel

ist eine Standvorbereitung in der Senkrechten ohne Körperbelastung. Mit diesem Spiel intensivieren Sie die Wirbelsäulenstreckung und die Beinmuskulatur für die senkrechte Haltung.

● Sie stehen vor dem Spiegel und tragen Ihr Kind mit dem Rücken vor Ihrem Oberkörper. Halten Sie die abgespreizt, gestreckten Beine an den

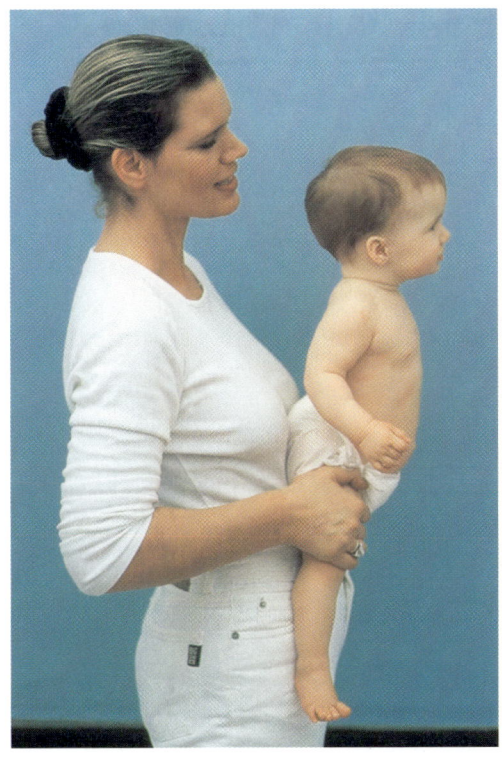

Abb. 104: Das Fliegerspiel ist eine Standvorbereitung in der Senkrechten ohne Körperbelastung.

Oberschenkeln nach außen und unterstützen Sie das Becken und Beine mit Ihrem Körper. Von der senkrechten Haltung neigen Sie sich leicht nach vorne (Abb. 104).

Ihr Kind streckt den Oberkörper dann nach hinten. Achten Sie auf die Streckrinne im Rumpf des Kindes. Sie geht vom Nacken bis zur senkrechten Pofalte.

Tipp für Eltern

Ihr Kind kräftigt die Streckhaltung des Körpers für den Stand ohne vorzeitig auf die Füße gestellt zu werden.

Wie Sie die normale Entwicklung Ihres Kindes von der Hocke bis zum Stand im 12.–16. Monat am besten beurteilen

Die Hocke als Vorbereitung zum Stehen

Beim Hocksitz (Abb. 105) sind die **Beine** leicht abgespreizt nebeneinander und in den Hüft- und Kniegelenken gebeugt. Die **Knie** stehen nach außen. Die Füße sind im Fußgelenk so weit angewinkelt, dass die Sohlen mit **Fersen, Außenkanten** und **Zehenballen** den Boden berühren; diese sind die **Belastungspunkte des Fußes**.

In dieser Haltung spielt Ihr Kind häufig über längere Zeit. Die Hocke ist für das Alter von 12–16 Monaten typisch und sollte als »Standvorbereitung« möglichst von allen Kindern eingenommen werden. Kinder, die nicht gerne in der Hocke spielen, haben oft nicht die Beinbeweglichkeit, die sie zum Laufen benötigen.

Wenn Ihr Kind schon die ersten selbstständigen Schritte macht und nicht kurzfristig in der Hocke spielt, dann sprechen Sie mit Ihrem Kinderarzt.

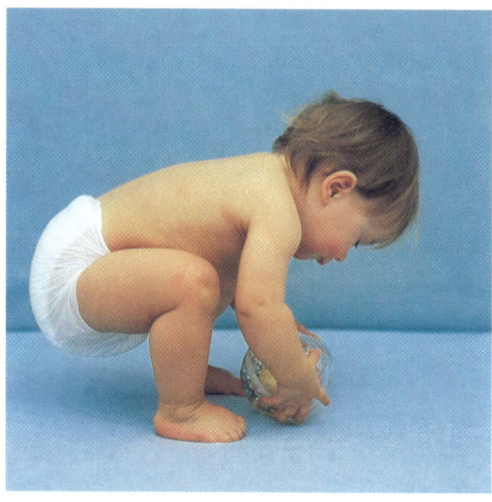

Abb. 105: Das Kind spielt in der Hocke.

Aufstehen

Von der Hocke kommt das Kind allmählich zum Stehen. Dabei benutzt es hilfsweise seine Hände. Es streckt seine Knie durch, der Po kommt nach oben. Dann stößt es sich mit einer Hand vom Boden ab, hebt den Kopf hoch und richtet den Rumpf auf.

Der Hand-Fuß-Stütz

Beim Hochkommen aus der Hocke und beim Abstützen auf die Hände entsteht von selbst der Hand-Fuß-Stütz (Abb. 106) (s. auch Meilensteine S. 43).

Dabei berührt das Kind den Boden nur noch mit seinen Händen und Füßen.

Der Bärengang

So entdeckt es noch eine weitere Möglichkeit der Fortbewegung, den so genannten Bärengang. Es geht wie ein Bär mit durchgestreckten Armen und Beinen, auf Hand- und Fußflächen.

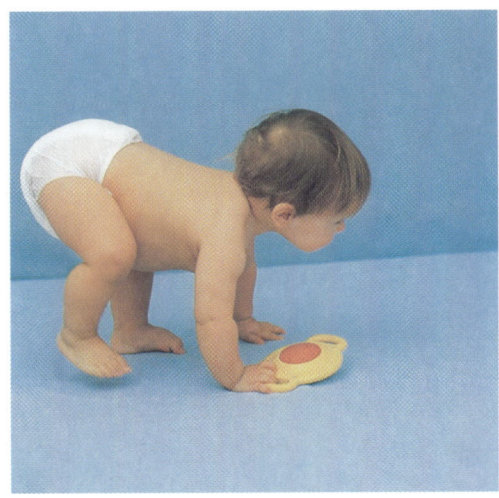

Abb. 106: Die normale Bauch-lageentwicklung am Ende des 12. bis zum Anfang des 16. Monats. Beachten Sie den »Hand-Fuß-Stütz«.

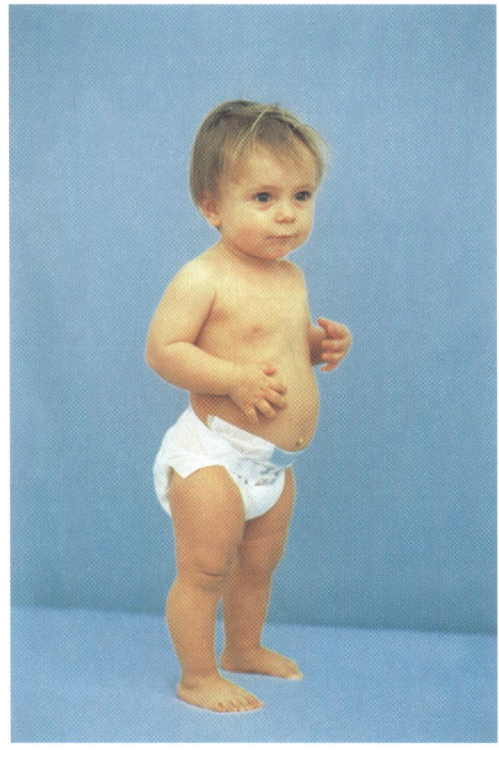

Abb. 107: Endlich ist der freie
Stand erreicht.

Endlich ist der freie Stand erreicht!

Nach der Hocke und dem Hand-Fuß-Stütz lernt das Kind sich schließlich aufzurichten und frei zu stehen (Abb. 107).

Auf dem Bild sehen Sie, wie es typisch steht. Die Beine stehen leicht auseinander, so dass die Füße unter den Schultern sind. Die Knie und Füße sehen nach außen.

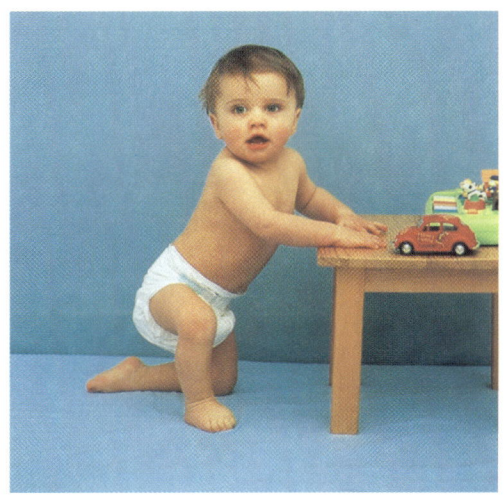

Abb. 108: Hochziehen an Gegenständen. Das Kind stellt ein Bein vor und kommt über den so genannten Halbkniestand zum Stehen.

Aufstehen an Gegenständen

Das Kind krabbelt zu einem festen Gegenstand, wie z. B. zu Möbelstücken, und zieht sich mit den Armen hoch. Dabei stellt es ein Bein vor und kommt über den so genannten Halbkniestand zum Stehen (Abb. 108).

Sollte Ihr Kind beim Aufstehen nicht über ein aufgestelltes Bein hochkommen, sondern ständig beide Beine zusammen nachziehen, dann zeigen Sie dies Ihrer Kinderärztin.

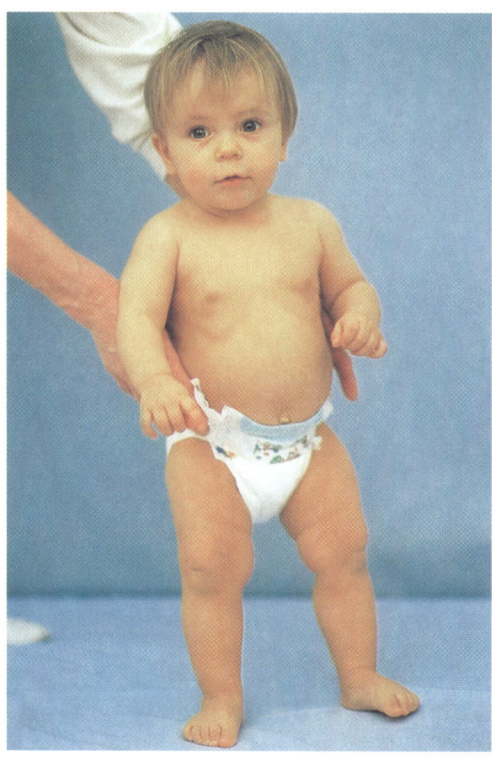

Abb. 109: Die normale Gleichgewichtsreaktion der Füße im Stand. Bei Gewichtsverlagerungen nach hinten heben sich die Zehen und die Vorfüße von der Unterlage ab.

Die normale Gleichgewichtsreaktion der Füße im Stand

Damit Ihr Kind länger frei stehen kann, muss es lernen, die Körperbalance zu halten. Dieses Ausbalancieren kann man an den Füßen beobachten.

Das Kind steht mit dem Rücken breitbeinig vor Ihnen.

● Wenn Sie jetzt mit Ihren Händen das Gewicht des Kindes an seinen Hüften nach hinten verlagern (Abb. 109), dann zeigt sich, wie auf der nächsten Seite dargestellt, an den Füßen folgende Reaktion:

Das Kind hebt sofort seine Zehen und Vorfüße von der Unterlage ab, es belastet nur noch die Fersen (Abb. 110).

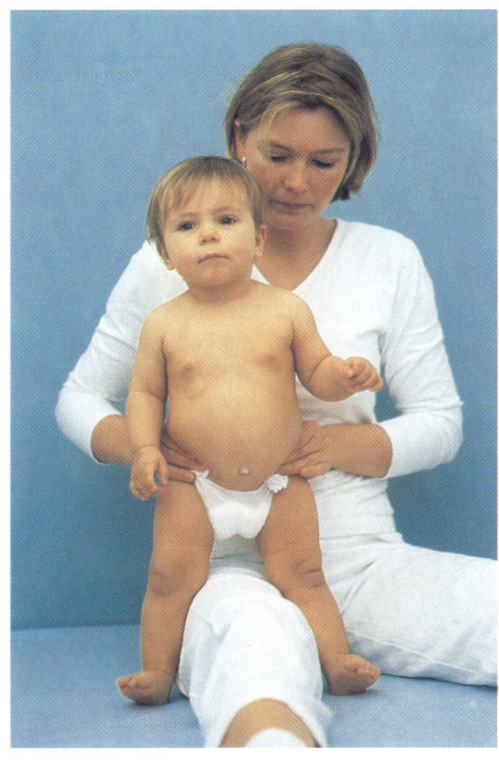

Abb. 110: Die normale Gleichgewichtsreaktion der Füße von vorne betrachtet.

Hinweis

Sollte Ihr Kind bei der Gewichtsverlagerung nach hinten im Rumpfbe-
reich unsicher werden oder sogar zittern, dann sprechen Sie mit Ihrem
Kinderarzt.

Diese Gleichgewichtsreaktion wird im Stehen erlernt und ist bei jedem
Menschen auslösbar.

Prüfen Sie diese Reaktion auch an einem Erwachsenen.

● Der Erwachsene steht mit dem Rücken vor Ihnen. Die Beine sollen so
weit auseinanderstehen, dass die Schultern über den Füßen sind. Schieben Sie nun mit Ihren Händen die Hüften des Erwachsenen leicht nach
hinten. Sie werden feststellen, dass sich die Zehen und die Vorfüße des
Erwachsenen sofort abheben.

Gymnastik von der Hocke bis zum Stand im 12.–16. Monat

Die Schubkarre als Standvorübung ohne Belastung der Füße

Bei dieser Übung kräftigt Ihr Kind alle Muskelgruppen, die es zum Stehen braucht.

● Ihr Kind liegt vor Ihnen auf dem Bauch auf dem Boden. Sie umfassen wie auf der Abb. 111 seine gestreckten Knie, so dass diese nach außen sehen. Nehmen Sie seine Beine auseinander und heben sie so weit hoch, bis sich Ihr Kind von selbst mit gestreckten Armen auf die Hände stützt und den Kopf hebt. Es streckt dabei seinen Rücken und seine Beine.

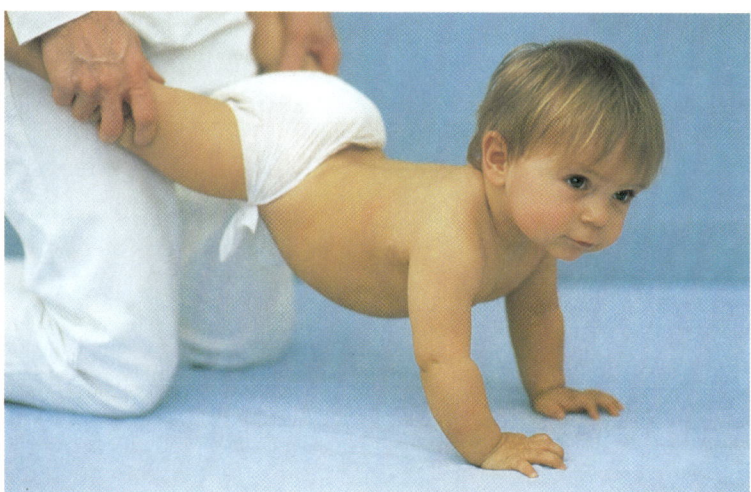

Abb. 111: Die »Schubkarre«.

In dieser Haltung hebt es dann abwechselnd seine Arme hoch und geht auf den Händen vorwärts. Man nennt dies »Schubkarrefahren«.

Die Hocke

In der Hocke übt Ihr Kind das Beugen von Knie- und Hüftgelenk, das Ausbalancieren des Rumpfes und die Fußbeweglichkeit.

Folgende Übung kann hierbei unterstützend wirken:

● Setzen Sie Ihr Kind vor sich auf den Boden. Umfassen Sie seine Knie, und beugen Sie seine Beine in Hüft- und Kniegelenken. Spreizen Sie die gebeugten Beine so weit auseinander, dass die Knie neben dem Oberkörper des Kindes sind. Mit Ihrem Oberkörper schieben Sie das Kind so weit vor, bis es sich mit den Händen auf den Boden abstützt (Abb. 112).

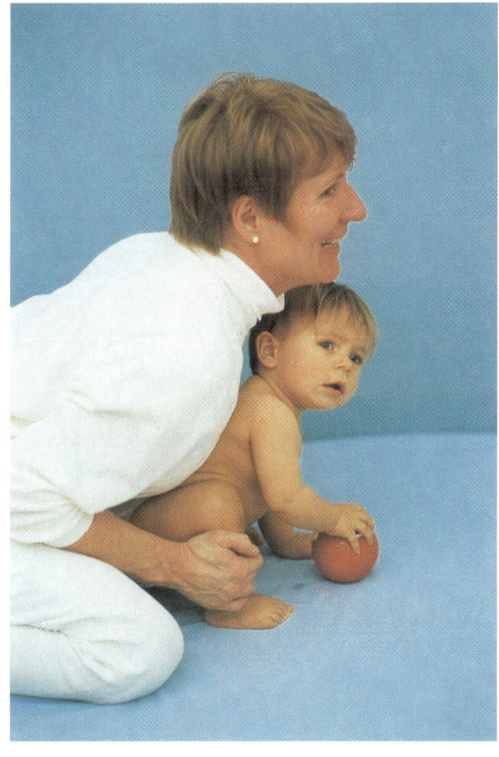

Abb. 112: Hockübung auf dem Boden. Die Knie sind neben dem Oberkörper des Kindes, es kann sich mit den Händen vorne abstützen.

Zwischen den weit gespreizten Knien hat Ihr Kind die nötige Bewegungsfreiheit, um in der Hocke zu spielen.

Dabei sitzen Sie mit abgespreizten Beinen auf dem Boden und haben Ihr Kind zwischen Ihren Beinen vor sich.

Mit Ihrem Oberkörper schieben Sie den Rumpf des Kindes wieder so weit vor, dass es sich mit den Händen abstützen kann. Schieben Sie nun die Knie des Kindes vor seine Fersen. Achten Sie darauf, dass die Füße des

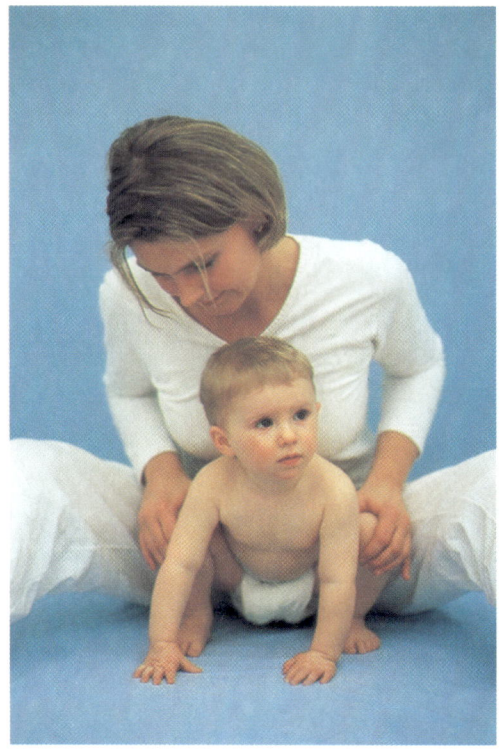

Abb. 113: Hockübung auf dem Boden. Das Kind stützt sich vorne ab, seine Knie müssen vor den Fersen stehen.

Kindes gerade stehen und nicht nach außen oder innen wegdrehen (Abb. 113).

Diese Übung können Sie mit Ihrem Kind auch auf dem Tisch machen.

Gleichgewichtsreaktionsübung des Fußes in der Hocke

Die auf S. 138 beschriebenen Gleichgewichtsreaktionen der Füße sind auch in der Hocke wichtig.

Bei der Hockübung dehnen Sie die Fersensehne und können dadurch die Beweglichkeit des Fußes vergrößern. So bekommt Ihr Kind nicht nur eine größere Sicherheit in der Hocke, sondern auch später beim Stehen.

● Nehmen Sie mit Ihrem Kind dieselbe Haltung ein wie bei der Hocke. Drücken Sie das Kind mit Ihrem Oberkörper so weit vor, bis es sich mit

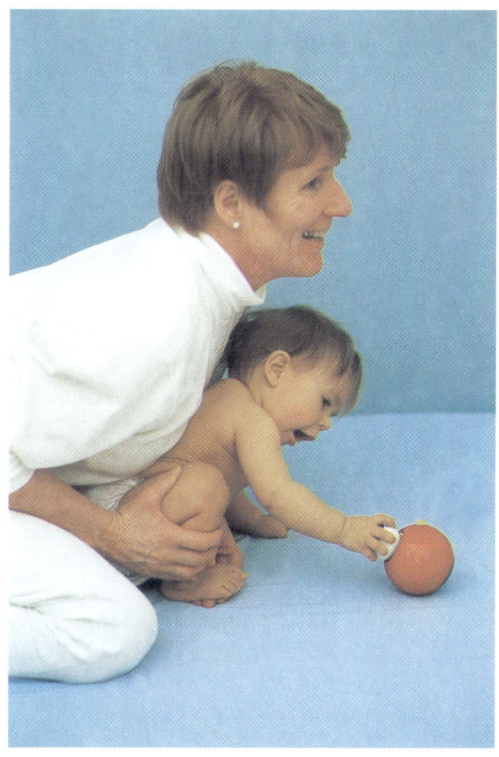

Abb. 114: Gleichgewichtsreaktionsübung eines Fußes in der
Hocke auf dem Boden. Das Knie
steht vor der Ferse. Zehen und
Vorfuß werden von der Unterlage abgehoben.

den Händen auf der Unterlage abstützt. Umfassen Sie mit einer Hand ein
Bein des Kindes an Ober- und Unterschenkel. Achten Sie darauf, dass die
Ferse des Kindes hinter dem Knie steht. Mit der anderen Hand heben Sie
den Vorfuß und die Zehen nach oben, so dass nur noch die Ferse belastet
wird (Abb. 114).

Wichtig ist dabei, dass der Fuß gerade nach vorne steht und nicht nach
innen oder außen abweicht. Das Knie soll vor der Ferse bleiben. Der
große Zeh soll höher stehen als die kleine. Machen Sie diese Übung abwechselnd mit beiden Beinen.

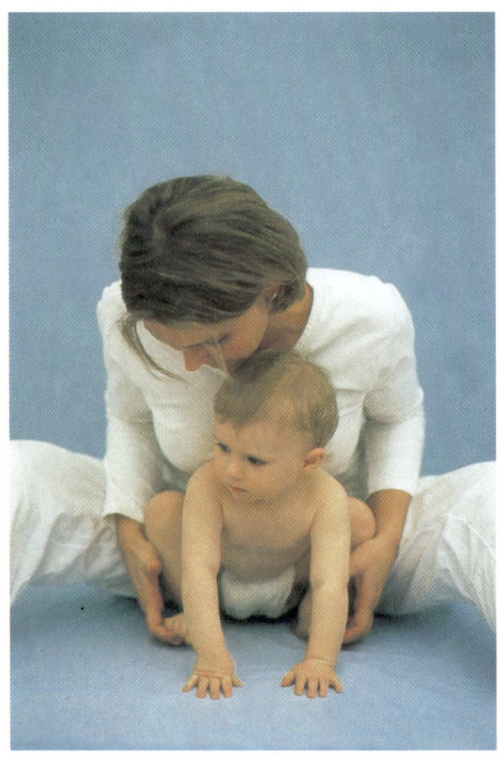

Abb. 115: Gleichgewichtsreaktionsübung beider Füße auf dem Boden. Achten Sie darauf, dass sich das Kind vorne auf die Hände stützt und die Knie vor den Fersen stehen.

Gleichgewichtsreaktion beider Füße in der Hocke

Bei dieser Übung werden beide Fersensehnen gedehnt.

Tipp für Eltern

Dies vergrößert die Fußbeweglichkeit. Außerdem üben Sie mit Ihrem Kind die Rumpfverlagerung nach vorne mit Abstützen seiner Arme (Abb. 115).

● Sie sitzen mit Ihrem Kind auf dem Boden. Zwischen Ihren abgespreizten und gestreckten Beinen haben Sie Ihr Kind vor sich. Drücken Sie das Kind mit Ihrem Oberkörper wieder so weit vor, bis es sich mit beiden Händen vorne auf dem Boden abstützt. Heben Sie nun mit Ihren Händen beide Vorfüße mit den Zehen vom Boden ab, so dass nur noch die Fersen

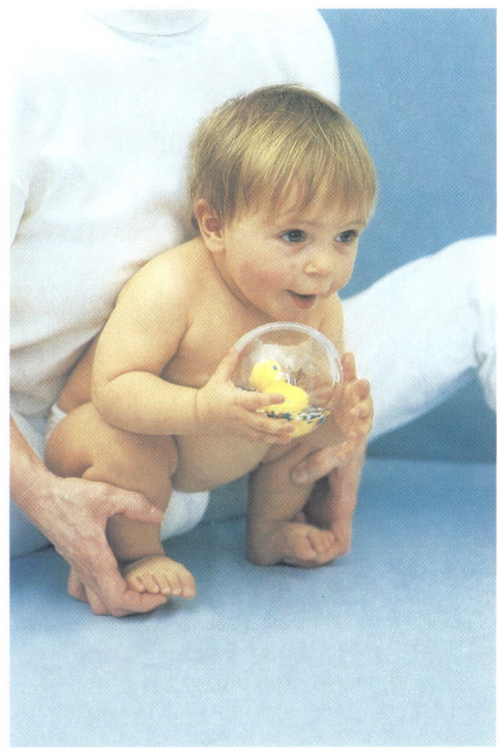

Abb. 116: Gleichgewichtsreaktionsübung beider Füße auf dem Boden von der Seite her gesehen.

den Boden berühren. Achten Sie wieder darauf, dass die Knie vor den Fersen sind (Abb. 116).

Spezielle Fußübungen im Sitzen

Sie dehnen die Füße des Kindes, damit sich das Fußgewölbe besser ausbilden kann, und beugen Knick-Senk-Spreiz-Füßen vor. Hat Ihr Kind bei dieser Übung Schwierigkeiten, sollten Sie sie öfter am Tag wiederholen

● Sie sitzen mit Ihrem Kind auf dem Boden, das Kind vor sich. Spreizen Sie seine angewinkelten Beine so weit auseinander, dass die Knie fast auf den Boden kommen. Dabei berühren sich die Füße.

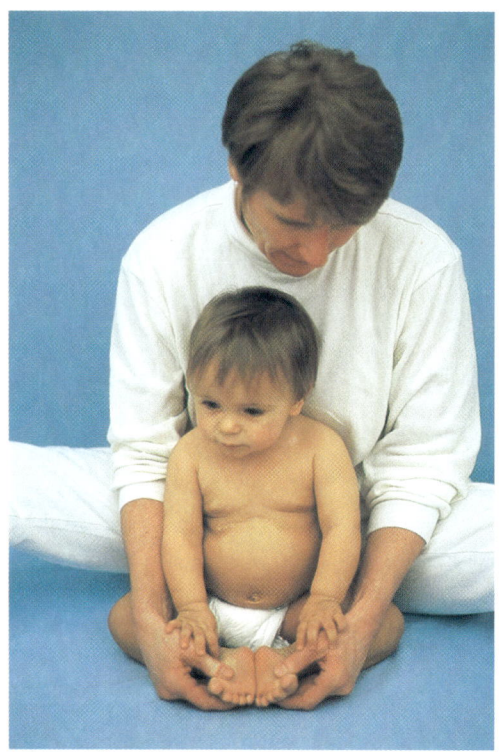

Abb. 117: Spezielle Fußübungen im Sitzen. Beachten Sie den Fersen-Großzehenballen-Griff. Fersen und Außenkanten berühren sich.

Sie halten nun seine Fersen, die Außenkanten und die kleinen Zehen der Füße aneinander. Ihre Daumen drücken auf die Fersen. Mit Ihren Zeige- und Mittelfingern streichen Sie die Füße von den kleinen Zehen her auseinander. Sie können die Fußsohlen Ihres Kindes jetzt von oben sehen (Abb. 117).

Nun halten Sie mit Ihren Daumen die großen Zehen auf dem Boden. Beachten Sie, dass sich die Außenkanten der Füße immer berühren.

● Bei der nächsten Fußübung dehnen Sie die Fersensehnen, um die Fußbeweglichkeit zu vergrößern. Diese Fußbeweglichkeit ist zum Gleichgewichthalten im Stand notwendig. Sie halten Ihr Kind wie bei der vorhergehenden Fußübung. Halten Sie jetzt die Vorfüße des Kindes. Die Fußsohlen zeigen nach oben. Ihre Daumen liegen auf den Großzehenballen.

Bewegen Sie nun die Vorfüße des Kindes auseinander, so dass sich nur noch die Fersen berühren (Abb. 118).

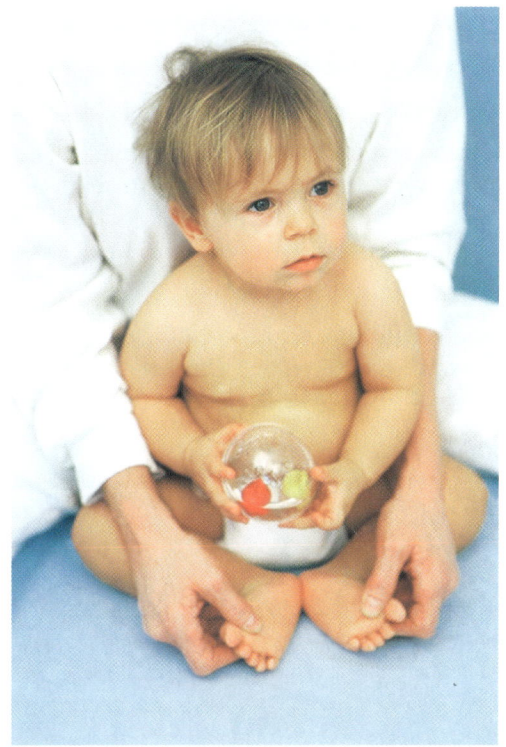

Abb. 118: Bei dieser Fußübung berühren sich nur noch die Fersen.

Gleichgewichtsreaktionsübungen

Gleichgewichtsreaktionsübung der Füße im Hochsitz

● Sie üben mit Ihrem Kind auf dem Boden. Setzen Sie Ihr Kind auf Ihr gestrecktes Bein in die Hocke. Die Beine des Kindes kommen dabei in die so genannte Mittelstellung, d. h., sie sind nicht zu weit auseinander und nicht genau nebeneinander. Am günstigsten ist es, wenn die Füße des Kindes unter seinen Schultern stehen.

Das Kind sitzt auf Ihrem Bein, seine Hüften und Knie sind gebeugt. Sie schieben nun mit Ihrem Oberkörper den Rücken des Kindes so weit vor, bis sich das Kind mit seinen Händen auf Ihrem Bein abstützt (Abb. 119).

Bevor Sie mit der Übung beginnen, achten Sie darauf, dass die Knie so weit angewinkelt sind, dass Sie vor den Fersen stehen. Außerdem sollen die Knie nach außen zeigen.

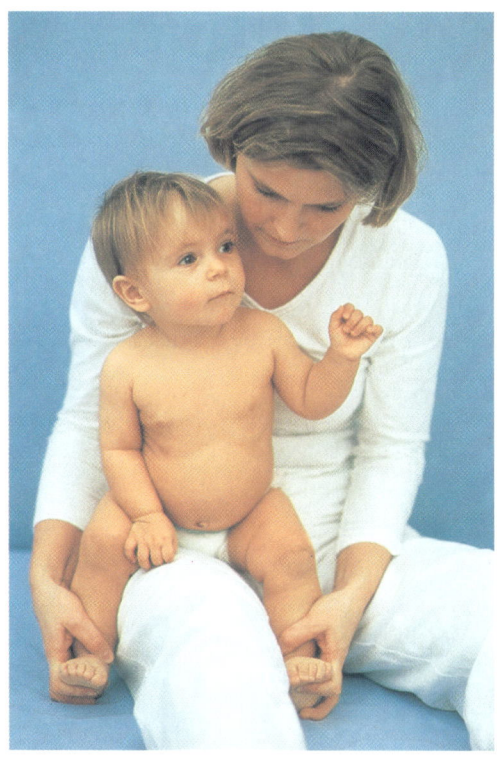

Abb. 119: Gleichgewichtsreaktionsübung beider Füße auf dem Bein der Mutter. Achten Sie darauf, dass nur noch die Fersen den Boden berühren.

Diese Übung findet auf dem Bein der Mutter statt. Ihr Kind erhält dadurch eine größere Beweglichkeit der Fußgelenke und automatisch eine bessere Gleichgewichtsreaktion der Füße.

Sie heben nun die Vorfüße und die Zehen Ihres Kindes so weit vom Boden ab, bis nur noch die Fersen den Boden berühren. Achten Sie darauf, dass die großen Zehen höher sind als die kleinen. Außerdem dürfen die Füße nicht seitlich nach außen oder innen abweichen; sie sollen gerade hochgehoben werden. Wiederholen Sie diese Übung öfter.

Gleichgewichtsreaktionsübung des Fußes im halben Hocksitz

Diese Übung findet auf dem Bein der Mutter im halben Hocksitz statt.

Durch die leichte Hüft- und Kniebeugung des Kindes wird der Fuß schon ein bisschen belastet. Sie üben also die Gleichgewichtsreaktion der Füße mit leichter Belastung der Beine.

● Ihr Kind sitzt in der Hocke auf Ihrem Bein. Der Rücken des Kindes lehnt an Ihrem Oberkörper. Schieben Sie nun den Oberkörper des Kindes nach vorne.

Halten Sie mit einer Hand den Unterschenkel des Kindes oberhalb des Knies und belasten seinen Fuß, indem Sie das Knie so weit vorschieben, bis es vor der Ferse steht.

Mit der anderen Hand fassen Sie unter den Vorfuß des Kindes (Abb. 120).

Heben Sie nun den Vorfuß und die Zehen hoch, bis wieder die Ferse allein belastet wird. Da Ihre Hand, die den Fuß abhebt, von innen her kommt, werden Sie die Zehen automatisch so abheben, dass die große Zehe höher ist als die kleine.

Üben Sie beide Füße abwechselnd.

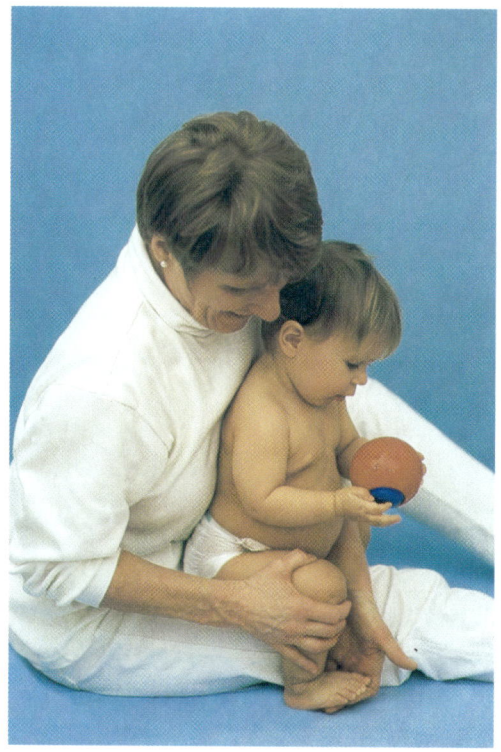

Abb. 120: Gleichgewichtsreaktionsübung eines Fußes im halben Hocksitz auf dem Bein der Mutter. Achten Sie darauf, dass das Knie vor der Ferse steht.

Gleichgewichtsreaktionsübung des Fußes im Stehen

Mit dieser Übung lernt Ihr Kind, im Stehen die Balance zu halten. Bei der Gewichtsverlagerung nach vorne belastet das Kind mehr den Vorfuß. Bei der Gewichtsverlagerung nach hinten belastet es die Ferse.

Üben Sie zuerst mit einem Fuß.

● Setzen Sie sich auf den Boden, und stellen Sie Ihr Kind so vor sich, dass es sich mit seinem Rücken an Ihren Oberkörper lehnt. Ihr Bein liegt zwischen den Beinen des Kindes, damit seine Füße Schulterabstand haben.

Schieben Sie nun mit Ihrer Schulter den Oberkörper des Kindes leicht nach vorne, so dass seine Schultern sich direkt über seinen Füßen befinden. In diesem Alter können die Hüft- und Kniegelenke noch nicht ganz durchgestreckt werden.

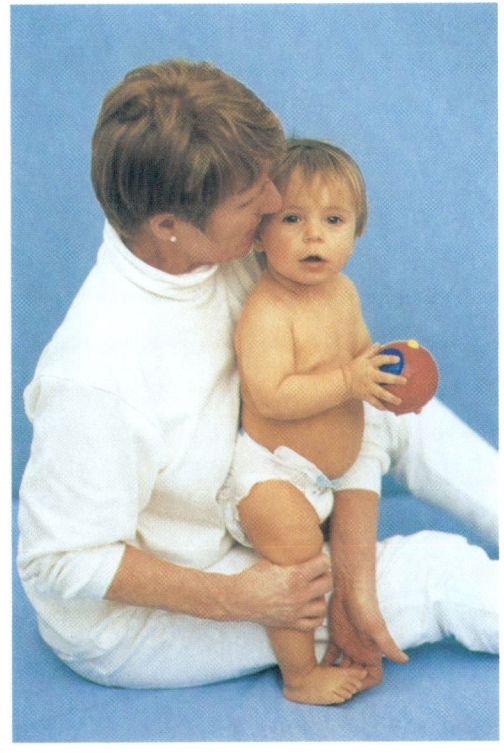

Abb. 121: Gleichgewichtsreaktionsübung des Fußes im Stand. Achten Sie darauf, dass die Schulter des Kindes über seinem Fuß steht.

Halten Sie nun mit einer Hand von innen her das Kniegelenk des Kindes, und drücken Sie es leicht nach außen. Dadurch wird die Belastung des Fußes nach außen verlagert und die leichte Beugung im Knie beibehalten.

Mit der anderen Hand heben Sie den Vorfuß vom Boden ab, so dass nur noch die Ferse belastet wird (Abb. 121).

Wenn der Vorfuß sich leicht vom Boden abheben lässt, nehmen Sie die Hand, die das Kniegelenk unterstützt, weg. Achten Sie darauf, dass Knie- und Hüftgelenk sich nicht weiter anwinkeln, sondern trotz abgehobenem Vorfuß leicht gestreckt bleiben.

Kann das Kind die Streckung mit abgehobenem Vorfuß halten, dann verlagern Sie das Körpergewicht des Kindes mit Ihrer Schulter vor und zurück.

Üben Sie mehr die Gewichtsverlagerung nach hinten, bis Sie spüren, dass der Vorfuß sich von selbst abhebt. Mit der Gleichgewichtsreaktion nach hinten ist eine leichte Rumpfneigung nach vorne verbunden, die Sie mit Ihrer Schulter unterstützen.

Je öfter Sie diese Übung wiederholen, je schneller wird Ihr Kind auf jede Verunsicherung im Stehen reagieren können.

Gleichgewichtsreaktionsübung mit beiden Füßen

Das Kind steht wie bei der vorhandenen Übung vor Ihnen. Es beherrscht jetzt die Streckhaltung im Stehen schon recht gut.

Die Füße stehen wieder unter seinen Schultern.

● Heben Sie Vorfüße und Zehen Ihres Kindes mit den Händen hoch, so dass nur noch die Fersen des Kindes belastet werden. Knie und Hüften sollen bei dieser Übung gestreckt bleiben. Der Oberkörper verlagert sich

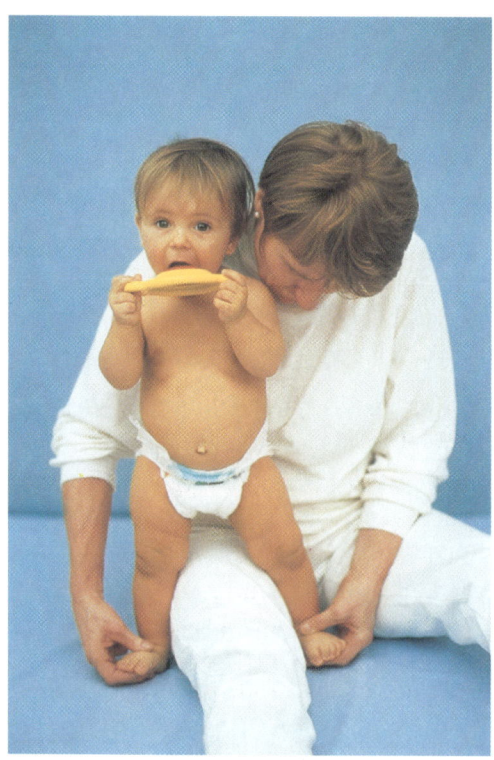

Abb. 122: Gleichgewichtsreaktionsübung mit beiden Füßen. Vorfüße und Zehen werden von der Unterlage abgehoben.

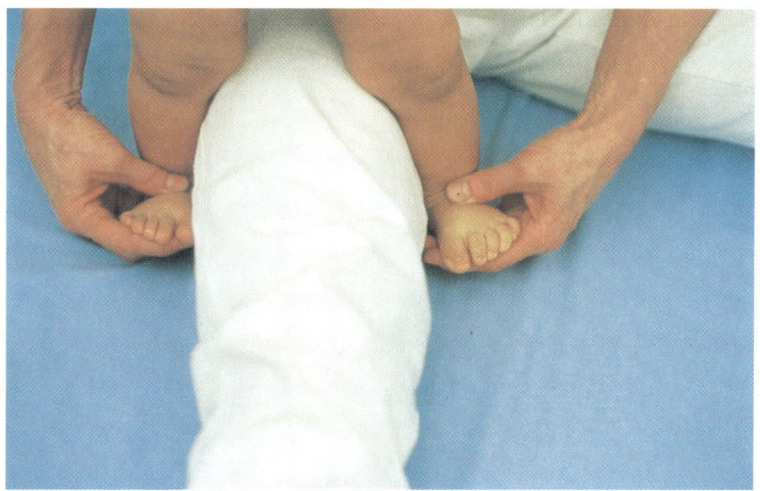

Abb. 123: Nur noch die Fersen berühren den Boden.

etwas nach vorne (Abb. 122 u. 123). Von den Füßen aus bewirken Sie folgende Reaktionen bei Ihrem Kind:

- Strecken von Hüfte und Knie,
- leichte Neigung des Rumpfes und des Kopfes nach vorne,
- Vorstrecken der Arme,
- Anspannung der ganzen Vorderseite des Körpers.

Gleichgewichtsreaktionsübung der Füße von den Hüften her

Ist Ihr Kind sicher im Stand, dann können Sie die Gleichgewichtsreaktion der Füße von den Hüften aus provozieren.

Ihr Kind steht zwischen Ihren abgespreizten Beinen. Sie umfassen die Oberschenkel des Kindes oberhalb der gestreckten Knie. Ihre Daumen liegen auf dem Po des Kindes. Nun verlagern Sie das Gewicht des Kindes mit Ihren Händen so weit nach hinten auf die Fersen, bis sich die Vorfüße mit den Zehen vom Boden abheben. Mit den Daumen drücken Sie das Gesäß des Kindes nach vorne, damit die Hüften nicht zu sehr gebeugt werden. Sie halten also die Beine des Kindes gestreckt. Gleichzeitig beugt das Kind Rumpf und Kopf leicht vor und streckt die Arme nach vorne (Abb. 124).

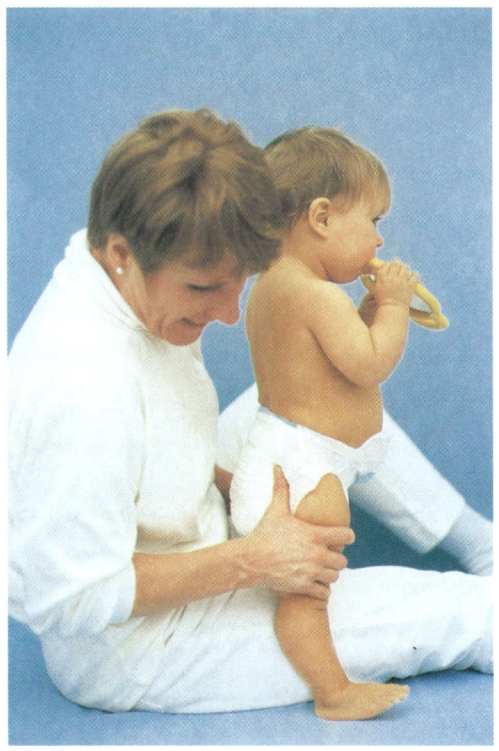

Abb. 124: Gleichgewichtsreaktionsübung von den Hüften her. Durch Gewichtsverlagerung nach hinten heben sich die Vorfüße und Zehen von der Unterlage ab.

Verlagern Sie das Gewicht des Kindes vor und zurück, wobei die Verlagerung nach hinten besonders wichtig ist.

Tipp für Eltern

Durch diese Übung lernt Ihr Kind, sein Gleichgewicht immer sicherer zu halten.

Übung für die Beweglichkeit der Wirbelsäule

Tipp für Eltern

Bei dieser Übung wird die Halswirbelsäule gestreckt, während die Rumpf- und Lendenwirbelsäule gebeugt wird. Als Vorübung zum Purzelbaum trägt dieses Spiel zur Beweglichkeit der Wirbelsäule bei.

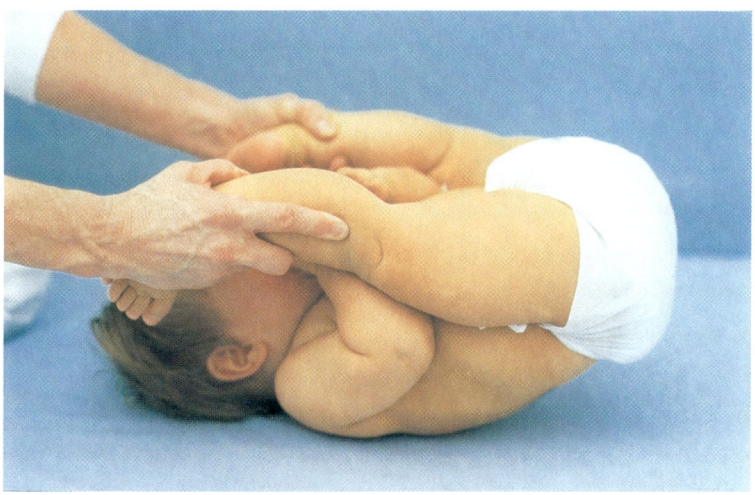

Abb. 125: Vorübung zum Purzelbaum. Die Beine des Kindes sind dabei neben seinem Kopf.

Vorübung zum Purzelbaum

Sie stehen hinter dem Kopf Ihres Kindes, das auf dem Rücken vor Ihnen liegt.

Umfassen Sie die gestreckten Beine des Kindes oberhalb der Fußgelenke. Heben Sie die Beine hoch und beugen Sie sie so weit nach hinten, bis die Zehenspitzen neben seinem Kopf sind (Abb. 125).

Folgendes sollten Sie dabei beachten:

Der Kopf soll genau in der Mitte liegen, die so genannte Mittelkörperlinie, d.h. die Linie Nase–Kinn–Brustbein–Bauchnabel–Schambein, soll gerade verlaufen. Knie und Füße sollen nach außen sehen.

Literaturverzeichnis

Ambühl-Stamm D.: Früherkennung von Bewegungsstörungen beim Säugling, Urban & Fischer, München 1999

Avalle, C., Schmid, R.G.: Die Entwicklung der Aufrichtung in der Bauchlage bis zum 6. Lebensmonat. »der kinderarzt«, 14, Nr. 1, S. 22–24, 1983

Avalle, C., Schmid, R.G.: Die Entwicklung in der Rückenlage der Spontanmotorik bis zum 6. Lebensmonat. »der kinderarzt«, 14, Nr. 2, S. 141–146, 1983

Avalle, C., Schmid, R.G.: Die Entwicklung der Fortbewegung in der zweiten Hälfte des Säuglingsalters. »der kinderarzt«, 14, Nr. 3, S. 275–280, 1983

Bauer, H.: Das symptomatische Risikokind von der Zustandsbeschreibung zur Differentialdiagnose einer Entwicklungsstörung. »Krankengymnastik« 41, Nr. 11, S. 1105–1119, 1989

Bayley, N.: The development of motor abilities during the first three years. Society for research in child development national council Washington. D.C. 1935 Kraus reprint Co., Millwood New York 1976

Bobath, B.: Die motorische Entwicklung bei Zerebralparesen. 3. Aufl., Thieme, Stuttgart 1989

Cordes, J. Ch., Arnold, W., Zeibig, B.: Physiotherapie. Verl. Gesundheit GmbH, Berlin, 1990

Doll U., Maurer-Burkhard: Autokindersitze, Hans Huber, 1998, Bern

Ernst, B.: Grundsätze der neuromotorischen und psychologsichen Entwicklungsdiagnostik. Enke, Stuttgart, 1983Feldkamp, M., Matthiaß, H.H.: Diagnose der infantilen Zerebralparese im Säuglings- und Kindesalter. Thieme, Stuttgart 1989

Feldkamp, M., von Aufschnaiter, D., Goyke, M., Baumann, J.U., Danielcik, I.: Krankengymnastische Behandlung der infantilen Zerebralparese, Pflaum, München 1989

Flehmig, I.: Normale Entwicklung des Säuglings und ihre Abweichungen. 2. Aufl., Thieme, Stuttgart 1983

Frankenburg, W.K., Thorton, S.M., Chor, M.E.: Entwicklungsdiagnostik bei Kindern. Thieme, Stuttgart 1986

Gesellschaft zur Erforschung des Plötzlichen Säuglingstodes, Nordrhein-Westfalen (GEPS NRW e.V.), Stadtlohnweg 34, 48161 Münster

Gladel: Zur Problematik der harten Matratze, der Kinderarzt 13. Jg. Nr. 1, 1982, S. 86–87

Griffiths, R., Brandt, I.: Griffiths Entwicklungsskalen zur Beurteilung der Entwicklung in den ersten beiden Lebensjahren. Beltz, Weinheim, Basel 1983

Grundhewer H.: Nachteilige Folgen des permanenten Tragens von Säuglingen auf die körperliche und seelische Entwicklung, Sozialpäd. 17. Jg. 1995, Nr. 12, S. 706

Hellbrügge, Th., Mitarb.: zitiert als MFED.: Münchner Funktionelle Entwicklungsdiagnostik. Urban & Schwarzenberg, München, Wien, Baltimore, 1978

Hellbrügge, Th., Döring, G.: Das Kind von 0 bis 6. mvg moderne Verlags GmbH, München, S. 201, 249–255, 1986

Hellbrügge, Th., Mitarb.: Fortschritte der Sozialpädiatrie 8. Screening- und Vorsorgeuntersuchungen im Kindesalter. Hansischer Verlagskontor, Lübeck 1985

Keller G.: Zur Problematik des Wickelns beim Säugling, der Kinderarzt 6. Jg. Nr. 2, 1975, S. 179–180

Kiphard, E. J.: Wie weit ist mein Kind entwickelt? modernes lernen, Dortmund, 1987

Koch, A.: Die sensorische Entwicklung unter spezieller Berücksichtigung der Spielentwicklung. KG-intern 8, Nr. 1, S. 37–40, 1990

Mau H., Gabe I.: Die so genannte Säuglings-
skoliose und ihre krankengymnastische
Behandlung, Georg Thieme Verlag, Stuttgart 1981

Piaget, J., Inhelder, B.: Die Psychologie des
Kindes. dtv, Klett – Cotta, Stuttgart, 1980

Piaget, J. Fatke, R.: Meine Theorie der geisti-
gen Entwicklung. Kindler, München
1981

Pikler, E.: Grundlegende Körperlagen und
Bewegungen bei Säuglingen und Klein-
kindern. »der kinderarzt«, 11, Nrn. 3–8:
S. 347–351, 503–504, 673–675, 812–820,
967–968, 1089–1091; 1980

Pikler, E.: Laßt mir Zeit. Pflaum, München
1988

Schilling W.: Der Säuglings- und Kleinkin-
derfuß, Enke 1994, Stuttgart

Schmid, R.G.: Zur Entwicklung des Greifens
im Säuglingsalter. »der kinderarzt« 16,
Nr. 4, S. 505–510, 1985

Ugiris, I.C., Hunt, J. McV.: Skalen der senso-
motorischen Entwicklung. University
Park Press 1980. Deutsche Bearbeitung
1986, Beltz Test GmbH Weinheim

Vojta, V.: zitiert als Vojta: Die cerebralen Bewegungsstörungen im Säuglingsalter.
Enke, Stuttgart, 1984

Vojta, V., Schweizer: Das erste Lebensjahr.
Hängeplakat, Hansisches Verlagskontor,
Lübeck, Ende der 70er Jahre (Vojta)

Vojta, V.: Die posturale Ontogenese als Basis
der Entwicklungsdiagnostik. »der kinderarzt«, 20, Nr. 5, S. 669–764, 1989

Zukunft-Huber B.: Diskussionsbemerkung
zu »Tragen einer Säuglings-Prophylaxe
bei angeborener Hüftdysplasie«, Krankengymnastik Nr. 3, Plaum, München
1998

Zukunft-Huber B.: Die ungestörte Entwicklung Ihres Babys. Trias, Georg Thieme,
Stuttgart 1998

Zukunft-Huber B.: Neue Gesichtspunkte zur
Bewegungsentwicklung. Krankengymnastik, 42, Nr. 3, S. 282–285, 1990: zitiert
als Vorwort

Zukunft-Huber B.: Wissenswertes über Babygeräte. »der kinderarzt«, 13, Nr. 6, S.
897–899 u. Nr. 7, S. 1976–1081, 1982

Zukunft-Huber B.: Schoßfüttern. »der kinderarzt«, 10, Nr. 11, S. 1658–1659, 1979

Zukunft-Huber B.: Meilensteine der norma-
len Bewegungsentwicklung und ihre
Alarmzeichen für Fehlhaltungen im 1.
Lebensjahr. Plakat für Alete 1986, bei
Alete, München, erhältlich

Zukunft-Huber B.: Moderne Säuglingsgym-
nastik. Video, Elvikom Film Verlag, Essen Nr. 1002

Zukunft-Huber B.: Dreidimensionale, manuelle Fußtherapie. Sozialpädiatrie 15, Nr.
8/S. 464–468, 9/1993, S. 518–521, Verlag
Kirchheim, Mainz

Zukunft-Huber B.: Gefahren der Seitenlage
im ersten Trimenon. Sozialpädiatrie 15,
Nr. 5/93, 298–301, 1993 Verlag Kirchheim, Main

Zukunft-Huber B.: Das genetisch verankerte
Entwicklungsmodell. Krankengymnastik
48, Nr. 4/1996, S. 485–517, Richard
Pflaum, München

Zukunft-Huber B.: »Eine Bildergeschichte«.
Krankengymnastik, 49, Nr. 9/1997, S.
1568–1571, Richard Pflaum, München

Zukunft-Huber B.: Babygeräte im Vergleich
… Poster für die Praxis, Trias, Thieme,
Stuttgart 1997

Zukunft-Huber B.: »Dokumentation des Be-
handlungsverlaufes bei einem Kind mit
spastischer Diparese und Arthrogryposis
nach der Vojta-Methode«. Video Mobil,
Nr. 826/001, München 1997
»Dokumentation des Behandlungsver-
laufes bei einem Kind mit Meningomy-
elocele und Erb-Duchenne und ZKS mit
spastischer und skoliotischer Entwicklung nach der Vojta-Methode«. Video Mobil, Nr. 826/02, München 1997

Zukunft-Huber B.: Der Säuglingsklumpfuß:
Funktionelle dreidimensionale manuelle
Fußtherapie auf neurophysiologischer
Grundlage, Krankengymnastik 52. Jg.
Nr. 3 und Nr. 4, Pflaum, München 2000

Stichwortverzeichnis